社　　长：宋纯智
总 编 辑：倪晨涵
编辑部主任：陈　刚

沈阳编辑部
联 系 人：苏　阳
地　　址：沈阳市和平区十一纬路25号
电　　话：024-23280336
电子邮箱：jcpchina@126.com

北京编辑部
联 系 人：殷　欣
地　　址：北京市朝阳区北四环108号
电子邮箱：jcpchina@hotmail.com

发行单位
国内：辽宁省报刊发行局
110013，沈阳市沈河区北站路111号
邮发代号：8-195

订购
全国各地邮局
定价：全年200.00元（每年4期）
发行范围：公开发行

主管单位：
北方联合出版传媒（集团）股份有限公司

主办单位：
辽宁科学技术出版社有限责任公司

支持单位：
中华口腔医学会

图书在版编目（CIP）数据

临床牙周病学：短种植体的应用专辑 /（意）马里奇奥·托尼提（Maurizio Tonetti）主编；章锦才主译. —沈阳：辽宁科学技术出版社，2018.7
ISBN 978-7-5591-0794-7

Ⅰ. ①临…　Ⅱ. ①马…　②章…　Ⅲ. ①牙周病—诊疗　Ⅳ. ①R781.4

中国版本图书馆CIP数据核字（2018）第132018号

沈阳市精华印刷有限公司印刷
开本：889mm×1194mm　1/16　印张：3.5　字数：100千字
2018年7月第1版　2018年7月第1次印刷
定价：50.00元

新浪微博：@临床牙周病学杂志-JCP
微信公众平台：jcpchina

名誉主编单位

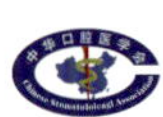

中华口腔医学会
地址：北京市中关村南大街18号
电话：010-6211 6665

主编单位

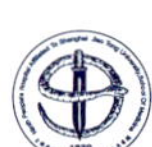

上海交通大学医学院附属第九人民医院
地址：上海市制造局路639号
电话：021-2327 1241

副主编单位

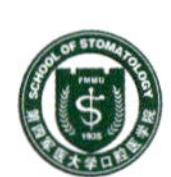

中国人民解放军第四军医大学口腔医学院
地址：西安市长乐西路145号
电话：029-8477 6096

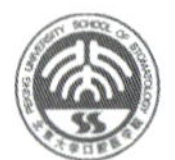

北京大学口腔医学院
地址：北京市中关村南大街22号
电话：010-6217 9977

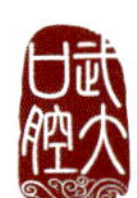

武汉大学口腔医院
地址：武汉市洪山区珞喻路237号
电话：027-8787 7870

编委单位

南京大学口腔医学院.南京市口腔医院
地址：南京市中央路30号
电话：025-5288 9999

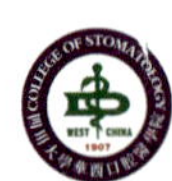

四川大学华西口腔医院
地址：成都市人民南路三段14号
电话：028-8550 3483

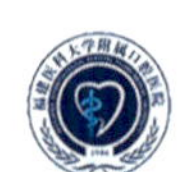

福建医科大学附属口腔医院
地址：中国福建省福州市鼓楼区杨桥中路246号
电话：0591-8370 0838

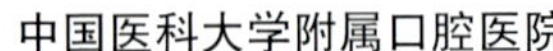

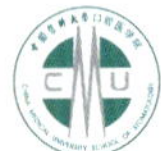

中国医科大学附属口腔医院
地址：沈阳市和平区南京北街117号
电话：024-2289 2645

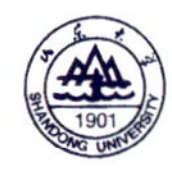

山东大学口腔医院
地址：济南市文化西路44-1号
电话：0531-8838 2939

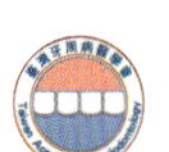

台湾牙周病医学会
地址：台北市兴隆路一段143号2楼
电话：00886-2-8935 2721

北京和睦家医院牙科
地址：北京市朝阳区将台路2号
电话：010-5927 7058

理事长单位

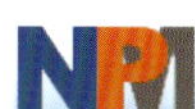

北方联合出版传媒（集团）股份有限公司
地址：辽宁省沈阳市和平区十一纬路25号
电话：024-2328 0336

副理事长单位

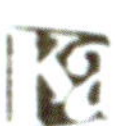

科瓦齿科
地址：上海市静安区成都北路199号
电话：400-6060 222

理事单位

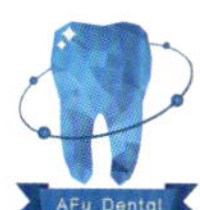

阿福口腔
地址：海南省三亚市凤凰路龙岭路段山水国际7栋9号
电话：0898-3822 1917

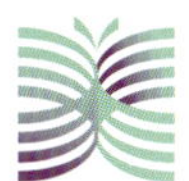

美嘉欣口腔
地址：江苏省无锡市江阴市延陵路608-610号
电话：0510-8660 6600

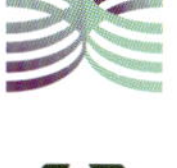

完氏口腔
地址：广西壮族自治区南宁市金湖路26-1号
电话：0771-5518 880

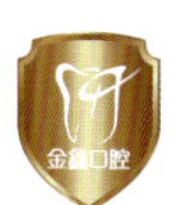

金鑫口腔
地址：浙江省温岭市中华路33号
电话：0576-8606 6668

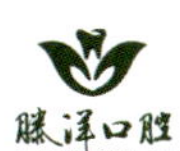

滕洋口腔
地址：辽宁省大连市甘井子区文体南街57号
电话：0411-8679 5151

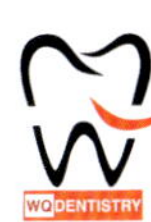

南海王琪口腔诊所
地址：广东省佛山市南海罗村富林朗悦酒店尚观公馆南侧23-25号铺
电话：0757-8641 8920

真承口腔
地址：辽宁省沈阳市沈河区南顺城路35甲4号
电话：400-000-4068

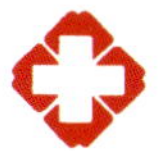

浙江省海宁李森牙科医院
地址：浙江省海宁市水月亭西路149号
电话：0573-8722 7559

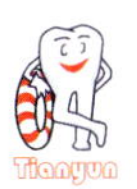

天韵齿科
地址：北京市海淀区蓟门里北路宏嘉丽园小区3号
电话：010-8205 0368

目录 Contents

经典文献 Classic Literatures

摘要 Abstracts

扫一扫，加关注
展会资讯尽掌握

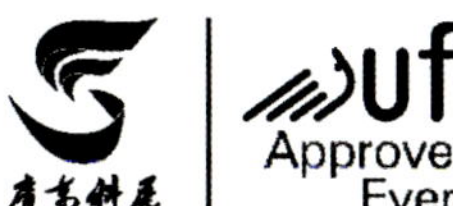

ufi
Approved
Event

2018年口腔图书目录

Dental Books Introduce

扫一扫下载最新版图书目录

北方联合出版传媒（集团）股份有限公司

口腔出版中心

Northern United Publishing & Media (Group) Company Limited

Dental Book Publishing Centre

2014; 41: 404–411

Journal of Clinical Periodontology

后牙区短种植体植入 10~12 年后长期回顾性临床效果评价

Long-term retrospective evaluation of short implants in the posterior areas: clinical results after 10-12 years

Anitua E., Piñas L, Begoña L, Orive G

王勤涛 审　费栋栋 译

摘要

目的： 评估后牙区短种植体植入后的长期临床效果，分析不同变量对于种植体成功率和边缘骨吸收（marginal bone loss, MBL）的潜在影响。

方法： 该试验为回顾性研究。患者纳入标准为至少 10 年前在后牙区植入了 1 颗或更多的短种植体（长度≤ 8.5 mm）。所有种植体用富含生长因子血浆（plasma rich in growth factors, PRGF）包裹。种植体累计存活率是首要指标，MBL 和不同变量的影响是次要指标。

结果： 总共 111 颗短种植体（长度为 7.0 mm、7.5 mm 和 8.5 mm）植入符合纳入标准的 75 位患者中。其中，94 颗短种植体通过联冠修复的方式与长种植体相连。平均随访期为 123.3 个月（标准差为 10.4 个月）。种植体的冠根比（crown-implant ratio, C/I）为 1.4（标准差为 0.3）。近中和远中的 MBL 平均值分别为 1.0 mm（标准差为 0.7）和 0.9 mm（标准差为 0.6）。有 1 颗短种植体失败。基于种植体和患者的种植存活率分别为 98.9% 和 98.2%。未观察到所研究变量与 MBL 之间的相关性。

结论： 短种植体是一个有效且安全的长期治疗选项。

关键词： 长期；富含生长因子血浆；短种植体

口腔长期牙列缺失的患者经常存在牙槽骨吸收的情况，此种吸收可为水平吸收、垂直吸收或者是两者并存（Reich et al. 2011）。对于牙槽骨高度降低的患者，植入种植体具有一定难度，许多需要预先进行骨增量手术（Tonetti & Hämmerle 2008; Esposito et al. 2009）。如果植入长种植体，就需要通过手术改善患者骨解剖形态。但是，这样就增加了患者的治疗周期和治疗费用，也可能导致更高的手术并发症（Esposito et al. 2010; Telleman et al. 2011）。

短种植体在口腔种植领域的出现具有里程碑式的意义，是已有牙槽骨高度降低的患者新的治疗选择（Anitua 2010）。上下颌后牙区存在不易操作、视野受限、空间局限、骨质差以及可能损伤下牙槽后神经的情况，故可考虑选择植入短种植体。然而，短种植体植入后的疗效起初存在争议。许多研究发现，相比于长种植体，短种植体存活率较低（Romeo et al. 2010）。种植位点骨量的不足，短种植体植入区域所在的后牙区存在牙槽骨质量相对较差以及在种植体上进行较大冠部修复从而导致种植体较高的冠根比（crown–implant ratio, C/I），这些都可能导致后牙区短种植体存活率低于长种植体。

最新的系统性综述表明，短种植体的长期预后与标准长度的种植体相当（Kotsovilis et al. 2009; Menchero-Cantalejo et al. 2011; Sun et al. 2011; Telleman et al. 2011; Annibali et al. 2012; Atieh et al. 2012; Karthikeyan et al. 2012; Srinivasan et al. 2012）。目前，许多科学证据建议采用短种植体的治疗方式从而避免骨增量手术（Esposito et al. 2009, 2010, 2011; Felice et al. 2010）。此外，相较于长种植体，短种植体联合其他复杂技术具有的优势更多，并发症更少。生物力学研究结果进一步支持上述结论，证实最大骨应力与种植体长度无关（Pierrisnard et al. 2003），甚至弱于种植体宽度对最大骨应力的影响（Anitua et al. 2010）。

尽管已存在大量有关短种植体及其短期和中期预后的文献，却很少有对其长期临床效果的恰当评估。此项回顾性研究的目的就是旨在评估上下颌后牙区短种植体植入后 10~12 年随访期的安全性和长期临床效果。植入后牙区的短种植体的成功率和 MBL 是否受修复体及种植体相关变量影响是此研究拟解决的主要引导性问题。

材料与方法

文献的书写严格遵从流行病学观

察性研究强化报道指南（Strengthening the Reporting of Observational studies in Epidemiology guidelines, von Elm et al. 2007），所纳入的患者来自于西班牙维多利亚 Eduardo Anitua 口腔诊所。

本研究采用回顾性系列病例研究，基于研究目的，通过患者医疗记录数据库来纳入合适的患者。纳入标准如下：

- 患者年龄在 18 岁以上。
- 存在部分或全口牙列缺失的情况并需要进行种植治疗。
- 上下颌后牙区需要植入 1 颗或更多的短种植体（长度≤ 8.5 mm）。
- 种植体植入至少 10 年以上（即在 2002 年 9 月前植入了种植体）。

经过病例筛选，我们仔细评估了每位患者的医疗记录以获取必要的临床数据和预先确定的每颗种植体的相关变量。总共评估了在 75 位患者上下颌所植入的 111 颗经过表面酸蚀的 BTI 短种植体（Biotechnology Institute BTI, Vitoria, Spain）。

种植体累计存活率是主要指标，MBL 和不同患者、种植体以及修复体的变量影响是次要指标。

种植体植入手术方案

所有患者采用相同的手术方案和治疗计划。所有患者在手术前常规进行牙周刮治以确保牙龈处于健康状态。术前采用锥形束 CT 评估患者骨量和骨质，种植体手术计划专用软件（BTI Scan®; Biotechnology Institute BTI）测量牙槽骨的高度和宽度。所有患者于术前术后拍摄曲面断层片，以制订更为全面的治疗计划。修复计划由 3 位经验丰富、水平相当的修复专家制订。

术前所有患者进行预防治疗和口腔卫生宣教。患者于术前 1 小时预防性服用 1 g 阿莫西林和 1 g 对乙酰氨基酚。术后 5 天内服用抗生素。术前所有患者用 0.2% 浓度的葡萄糖酸氯己定含漱 1 分钟，并用氯己定进行嘴唇和周围区域的消毒。随后对患者进行浸润麻醉并翻起全厚瓣。采用低速钻机（125 r/min）在不冲洗的情况下进行种植位点的制备。种植前，对种植体包裹液态的 PRGF（PRGF-Endoret®; Biotechnology Institute BTI）从而对其表面进行生物活化（Anitua et al. 2007b）。术前对患者进行静脉穿刺，并将其血液置放于 9mL 含有 3.8% 质量体积比的枸橼酸钠（抗凝剂）的血液收集管中（Biotechnology Institute, BTI），然后在室温条件下通过离心机（PRGF System®, BTI）在 580g 离心力下离心 8 分钟来获得液态的 PRGF。收集红细胞上层的 2mL 血浆成分（避免吸取白膜层），置于玻璃皿中。在液态 PRGF 的提取过程中添加 PRGF 激活剂氯化钙（50 μL/mL）以启动凝血，形成三维结构的纤维蛋白基质以释放生长因子和蛋白（Anitua et al. 2007b）。通常情况下，骨组织的重建最快在 3 个月内达到稳定，然后进行基台的安装。随后进行上部结构的修复。

74.9% 的种植体在种植后 3~7 个月的时间进行负重（平均在 4.91 个月，标准差为 2.12）。在最终修复体戴入前，用暂时螺丝固位修复体进行渐进负重。暂时修复体由钛和复合树脂组成。最终修复体由钛结构组成，在 6~9 个月后戴入。大多数种植体为联冠修复，并始终在随访过程中检查咬合关系。

种植后，如果患者出现疼痛感，建议服用对乙酰氨基酚（1 g/8 h）或者布洛芬（600 mg/8 h），并告知如何维持种植体周围的口腔卫生。此外，术后拍摄曲面断层片以确认种植体的植入位置是否合适。

一旦实施了种植手术，所有患者要进行定期评估，包括：术后 5~10 天、1 个月、3 个月、6 个月以及随后每年进行 1 次评估。种植后的每次随访评估内容包括牙龈状态，修复体动度，是否存在疼痛、感染、牙槽嵴吸收以及其他并发症。同时在随访期拍摄曲面断层片观察种植体状态。

对于种植体成功率的计算，需达到以下标准：稳定的修复体，不伴有疼痛感、感染以及其他种植体相关病理表现，种植体周围骨界面无透影区，没有如种植体脱落或折裂无法支撑修复体，明显骨吸收（> 3 mm），缺乏骨结合等现象。

对于种植体存活率的计算，任何原因包括生物学（没有获得骨结合或者丧失原有的骨结合）、生物力学因素等所致的种植体脱落，均视为失败。

MBL 的测定、牙槽嵴顶的测量取决于患者术后即刻所拍的曲面断层片以及最后一次的放射学影像资料。

所有曲面断层片的拍摄通过患者颏部放在标准装置上进行定位，并使眼耳平面与地面平行。曲面断层片的测量依靠计算机软件（Sidexis XG; Sirona Dental Systems, Bensheim, Germany）对 X 线片上已知的长度（即种植体长度）进行定比测量所获得。排除可能存在的放射影像放大，当 X 线片测量比例为 1∶1 时，在种植体近中和远中测量种植体最上层平面和骨与种植体冠向接触位点之间的距离。种植体首次植入后的骨平面为基值，并与后续的测量结果进行比较。

人口统计学、手术和种植体相关变量，以及其他修复体生物力学相关变量从患者的临床记录中获得。

统计学分析

数据的收集和分析由 2 位独立的检查员完成。采用描述统计学分别以种植体和患者为单位进行分析。采用绝对和相对频率分布对定性变量进行计算（计数资料，如患者的性别和种植体植入区域的颌型；等级资料，如修复类型），采用平均值和标准差对定量变量（包括 MBL 和冠部高度这些离散或连续数据）进行计算。存活率的计算都基于对种植体和患者的分析。在基于患者的分析中，如果患者植入了至少1颗达到标准的短种植体，就以患者为单位进行分析。在计算的过程中，对于植入的第一颗种植体和第一颗失败或者没有达到成功标准的种植体（无论上述种植体是否为同一个）均被计算在内。在这两种分析中，累计存活率作为一个时间函数，其分析采用生命表法（精算方法）。Mann-Whitney 非参数检验用于评估近中和远中位点的骨量丧失与分类变量间的差别。线性回归分析用于评估定量变量与骨量丧失之间的相关性。Cox 回归分析来评估不同变量对种植体存活率的影响。以 $P < 0.05$ 来判断统计学意义。统计学分析软件为 SPSS 15.0（SPSS Inc., Chicago, IL, USA）。

结果

此研究总共纳入了75位患者，共植入了111颗短种植体，涉及97个修复体。短种植体的直径为3.3~5.0 mm，长度为7.0~8.5 mm。不同直径和长度的短种植体具体数量见表1。此外，共134颗标准尺寸大小的种植体（直径为3.3~5.0 mm，长度为10~15 mm）与短种植体相连接，共涉及94个修复体，其中78个为单端固定桥，16个为覆盖义齿。这些患者种植体植入的平均年龄在58.2岁（标准差为9.8，数据范围在28~84岁），其中61位为女性患者（81.3%），21位患者（28.0%）为吸烟者。

表1　不同直径和长度的短种植体分布状况

		长度（mm）			合计
		7.00	7.50	8.50	
直径（mm）	3.30	0	0	15	15
	3.75	2	0	43	45
	4.00	0	0	29	29
	4.50	0	7	12	19
	5.00	0	0	3	3
合计		2	7	102	111

在基于种植体的研究中，种植体植入后的平均随访期 > 10年，具体为123.3个月（标准差为10.4，数据范围为86~141个月），种植体负重后的平均随访期为118个月（标准差为11，数据范围为83~137个月）。在基于患者的分析中，种植体植入后的平均随访时间为122.6个月（标准差为12.4个月），种植体负重后的平均随访时间为117.5个月（标准差为12.2个月）。

总共67颗短种植体植入了下颌的后牙区（占60.4%），44颗短种植体植入了上颌的后牙区（占39.6%）。图1为短种植体植入位置的分布。其中11颗种植体（占9.9%）的植入采用了特殊的技术，包括上颌窦提升、即刻种植和骨劈开扩张术。3颗种植体（2.7%）采用即刻负重的方法，33颗种植体（29.7%）采用两段式进行种植。

关于修复类型，共有78个由2~4颗联冠种植体支持的固定局部义齿，涉及87颗种植体（78.4%）。在这78个修复体中，75个为固定桥，3个为种植单冠（2.7%）。75个固定桥中，16个为螺丝固位覆盖义齿，共涉及21颗种植体（18.9%）。

大多数短种植体（108颗种植体，占97.3%）通过联冠修复的方式与其他种植体（1颗或者2颗）相连。这些种植体中，有14颗短种植体通过联冠修复的方式直接与其他短种植体相连（占12.6%，有10颗种植体与1颗短种植体相连，4颗种植体与2颗短种植体相连）。剩下的94颗短种植体与1颗及以上的长种植体通过联冠修复连接（占84.7%，其中12颗短种植体与1颗短种植体和1颗长种植体相连，42颗短种植体与1颗长种植体相连，40颗短种植体与2颗长种植体相连）。

冠部平均高度为11.9 mm（标准差为2.7，数据范围为7.2~19.4 mm），C/I为0.9~2.5，平均值在1.4，标准差为0.3。9颗种植体的C/I < 1（8.1%），102颗

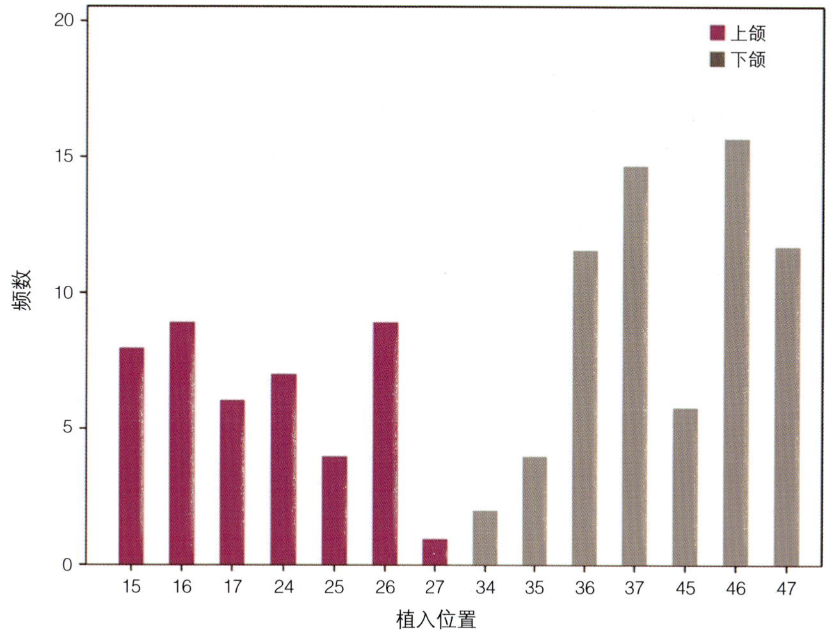

图1　111颗短种植体植入位置的分布

表2　交叉表显示不同长度种植体及上下颌的C/I平均值和标准差

颌骨	种植体长度（mm）		
	7.00（2）	7.50（7）	8.50（102）
上颌（44）	—	1.77 ± 0.34	1.44 ± 0.32
下颌（67）	1.57 ± 1.16	1.96 ± 0.72	1.36 ± 0.31

种植体的 C/I 在 1 及以上（91.9%）。表 2 列出了不同长度的短种植体在上下颌区域的 C/I。

在对颌，种植体支持式桥是最常使用的修复体（33 个，占 34.0%），其次是天然牙（28 颗，占 28.9%）和种植义齿（15 个，占 15.5%）。

对于 MBL 的长期评估，我们只纳入那些有功能性负重至少 8 年后 X 线片的患者。纳入了达到上述标准的总共是 87 颗种植体，结果显示种植体近中侧的 MBL 平均值为 1.0 mm（标准差为 0.7，中位数为 0.9，数据范围为 0~4 mm），远中侧的 MBL 平均值为 0.9 mm（标准差为 0.6，中位数为 0.8，数据范围为 0~3 mm），具体见图 2。

我们发现不同患者、种植体、手术或生物力学相关变量对近中和远中侧 MBL 的影响无显著性差异。表 3 为近中和远中侧 MBL 相关的定性变量和定量变量的平均值以及 *P* 值。

1 颗种植体（0.9%）存在生物学并发症（种植体周围炎），无机械并发症和工艺并发症的发生。

1 位患者的 1 颗短种植体种植失败，导致随访结束时基于种植体和患者的存活率分别为 98.9% 和 98.2%（图 3）。

种植体失败的患者是一位 62 岁的吸烟女性，口腔有 9 颗种植体。失败的那颗短种植体在 2001 年 5 月时植入，植入部位为下颌的 #46，长度为 8.5 mm，直径为 3.75 mm，采用一段式。该种植体为固定桥修复，通过联冠方式与一颗长度为 13 mm 的长种植体相连。种植体在植入后 5 个月进行负重。种植体在 2008 年 5 月开始出现骨吸收（1 mm）。在 2009 年 5 月，边缘骨吸收为 3 mm。在 2011 年 11 月，骨吸收达到 5~5.5 mm，并出现化脓。对患者进行刮治和抗生素治疗（500 mg 甲硝唑）后，感染仍持续存在，因此决定拔除该种植体。该种植体的失败原因为种植体周围炎，可

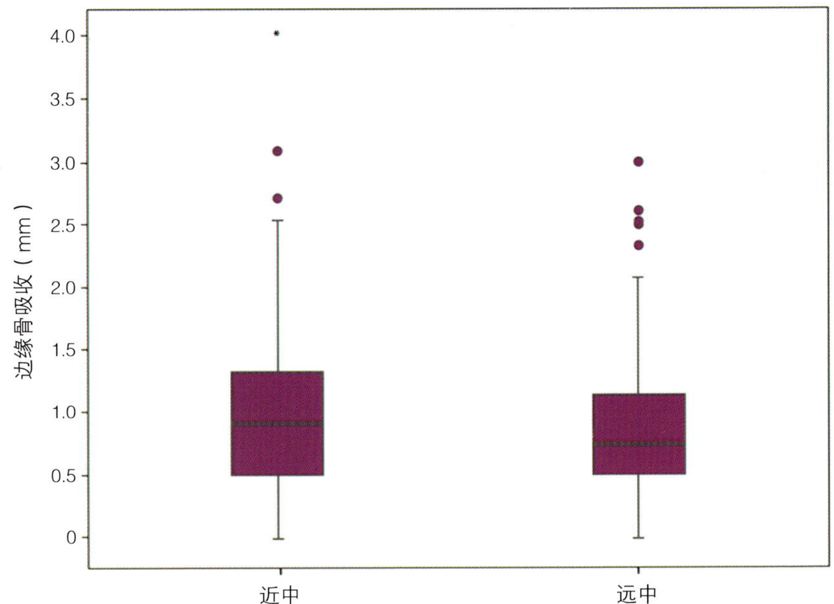

图 2 近中和远中位点边缘骨吸收的箱形图

表 3 边缘骨吸收值（MBL）。近中和远中位点不同定性和定量变量的 MBL 平均值及相应的 *P* 值

定性变量（*N* = 87）	MBL 平均值					
	近中	标准差	*P* 值	远中	标准差	*P* 值
性别						
女	1.07	0.72	0.10	0.91	0.60	0.77
男	0.83	0.68		0.88	0.54	
吸烟习惯						
有	1.22	0.86	0.21	0.89	0.59	0.46
无	0.97	0.66		0.96	0.60	
特殊技术						
有	0.99	0.82	0.49	0.85	0.46	0.83
无	1.03	0.71		0.91	0.60	
即刻负重						
是	0.64	0.66	0.46	0.71	0.71	0.82
否	1.04	0.71		0.91	0.59	
手术方式						
一段式	1.02	0.70	0.96	0.89	0.58	0.93
两段式	1.06	0.75		0.93	0.62	
颌骨						
上颌	0.91	0.59	0.31	0.90	0.51	0.73
下颌	1.10	0.78		0.90	0.64	
C/I						
＜1	1.14	0.60	0.45	0.97	0.64	0.80
≥1	1.02	0.72		0.90	0.59	
固位类型						
螺丝固位	1.08	0.80	0.65	0.86	0.64	0.77
固定固位	1.01	0.69		0.91	0.57	
相连种植体						
1 颗种植体	1.01	0.57	0.91	0.82	0.45	0.29
2 颗种植体	1.06	0.84		1.00	0.70	
短种植体	1.07	0.77	0.9	0.91	0.44	0.73
长种植体	1.03	0.71		0.91	0.61	
定量变量（*N* = 87）	近中 *P* 值			远中 *P* 值		
种植体直径	0.927			0.73		
冠部高度	0.62			0.93		
C/I	0.67			0.95		

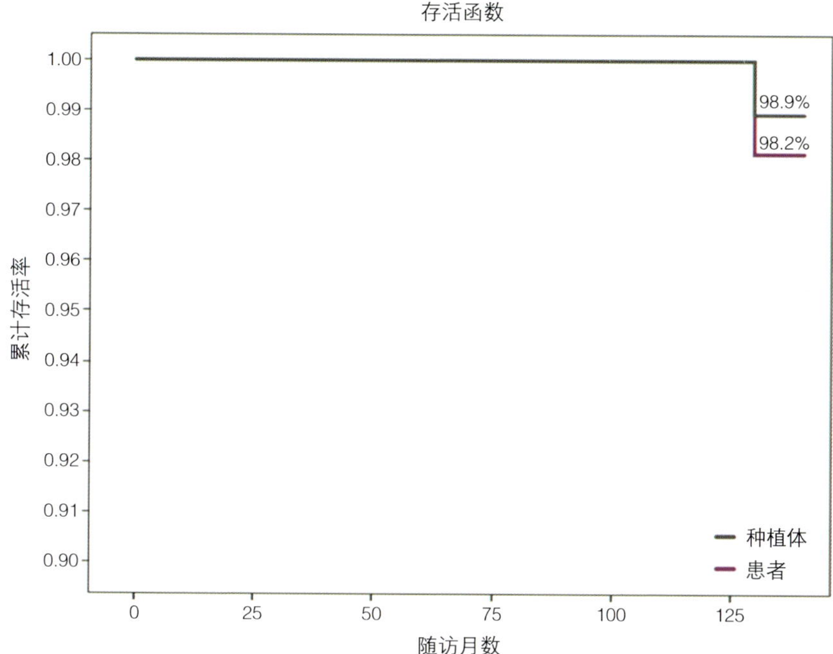

图 3　基于种植体和患者的存活曲线

能归因于薄龈生物型和口腔卫生差所导致的大量的菌斑和食物残渣堆积。

对于不同变量对种植体存活率潜在影响的评估提示，这些指标与种植体存活率之间无显著相关。可能是种植失败很少的缘故（仅有 1 颗种植体失败），这也降低了统计功效和发现潜在危险因素的能力。图 4 和图 5 是 2 位患者在短种植体植入前和植入 10 年后的临床状况。

讨论

短种植体在口腔种植学的应用起初存在争议，那时的观点认为长种植体具有更好的固位力和更均匀的咬合压力等优点，可产生更好的临床效果。短种植体的早期研究结果也表明短种植体的存活率略低于标准长度种植体（Tong et al. 1998; Winkler et al. 2000; Herrmann et al. 2005）。

最新的系统性综述报道，短种植体的预后与标准长度种植体的预后相当。Monje 等（2013）对前瞻性临床试验进行 Meta 分析发现，小于 10 mm 的种植体的预后与长种植体相当，但与标准种植体相比，这些种植体的早期预后较差。此外，Srinivasan 等（2012）在文献中发表了一个重要的观点，认为小于 8 mm 的种植体在存活率上与长种植体相当。Atieh 等（2012）发表了有关 8.5 mm 及以下长度的种植体的系统性综述，显示短种植体的高存活率与种植体表面、设计类型或者宽度无关。Annibali（2012）等发表的系统性综述观点显示，对短种植体表面进行粗糙化处理可提高种植体存活率，对伴有牙槽嵴萎缩的患者采用短种植体支持式义齿是短期成功治疗的选择。

然而，很少有研究涉及短种植体的长期预后效果。Lops 等（2012）在 2012 年开展了一项有关评估 108 颗位于前后牙区域长度为 8 mm 的短种植体的研究，发现这些种植体 20 年的累计存活率在 92.3%。此外，Mertens 等（2012）也进行了一项对伴有严重牙槽嵴萎缩的患者采用 8~9 mm 短种植体治疗后的长期预后效果评估。因为没有失败病例被报道，MBL 也适当，他们认为短种植体的长期预后与之前报道的长种植体的预后相当。最近，Lai 等（2013）发表了一篇有关后牙区短种植体支持式单冠长期预后的回顾性研究，结果显示基于种植体和患者的累计存活率分别为 98.3% 和 97.6%。

就我们所知，本研究可能是首篇评估单颗短种植体或者联合长种植体后长期临床效果的研究。同时，修复体和种植体变量对 MBL 的可能影响也是此研究的评估内容。本研究的一大亮点是给出了对于短种植体的明确定义。在其他一些研究中，10 mm 的种植体也被纳入为短种植体，而在我们的研究中，短种植体的定义严格限制为 8.5 mm 以下，10 mm 长度的种植体被认为是标准长度的种植体。我

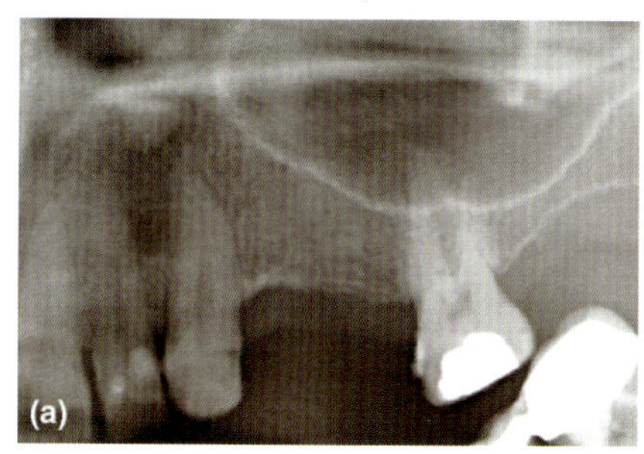

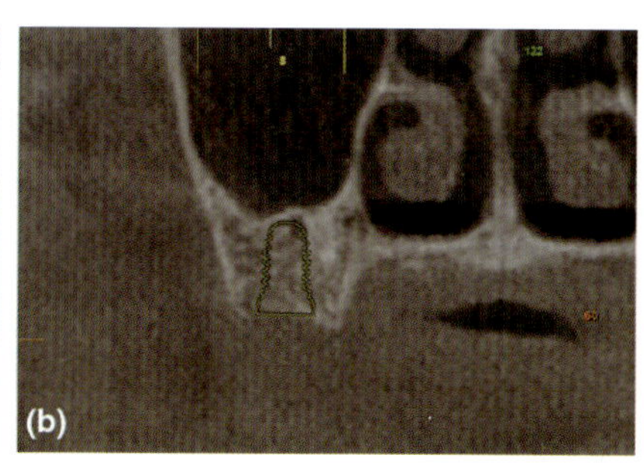

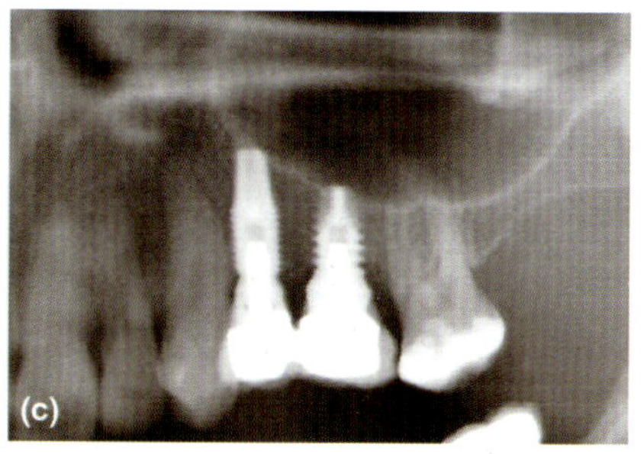

图 4　本研究的一个病例。（a）种植前 #25 和 #26 牙齿缺失的 X 线片。窦腔含气良好，占据 #26 位点主要骨体积。（b）种植体植入的诊断规划图。（c）短种植体治疗 10 年后和最终修复体的影像图

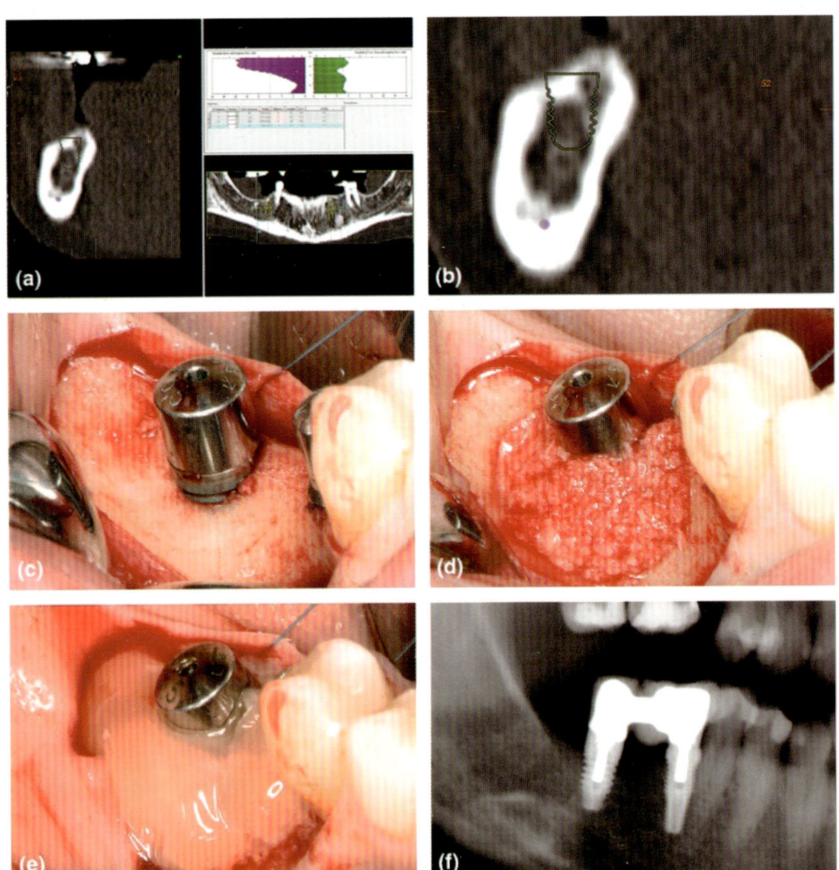

图5 短种植体治疗病例。（a，b）种植体计划植入于下牙槽神经上方的术前计划 CT 图，图片显示磨牙区域存在牙槽骨垂直向萎缩。（c）手术过程中口内像图。种植体位于口腔前庭的顶部（1 mm）。（d）治疗区域放置包含钻孔过程中获得的骨碎片和 PRGF 的颗粒性移植骨。（e）用 PRGF-Endoret 来源的纤维蛋白膜进行覆盖，并用 5/0 不可吸收线进行缝合。（f）种植体植入后 10 年最终修复体的曲面断层片

们的研究结果显示，在短种植体植入后进行长期随访，无论是基于患者或是种植体的分析中，均可获得高的种植体存活率和适当的 MBL 数值。事实上，在观察期内，植入的 111 颗短种植体，只有 1 颗在 1 位患者中失败。该种植体的失败原因是种植体周围炎，可能归因于薄龈生物型和口腔卫生差所导致的大量菌斑及食物残渣堆积。这些结果与之前报道的有关短种植体的系统性综述和少量已发表的长期研究结果相符。

本研究的一个重点是评估在长期随访过程中，不同修复体、种植体及患者相关变量与近中和远中侧 MBL 的潜在相关性。在这方面，我们未发现包括 C/I 在内的相关变量与 MBL 数值之间的相关性。种植体冠部高度与种植体长度之间的失衡是修复过程中经常遇到的问题，尤其是对于短种植体。有研究认为，C/I 的失衡可导致不良的生物力学，并对 MBL 和种植体存活率产生潜在影响（Blanes et al. 2007）。但在该试验中，我们未发现 MBL 与种植体联冠修复类型（与其他短种植体或者长种植体相连）之间存在相关性。

短种植体的生物力学结构与种植体直径的正确选择可部分解释此研究中的试验结果。通过对病例的详细研究和对患者基线情况的具体评估，选择最合适的治疗方式是种植体治疗最终成功的关键。另一方面，正确选择种植体表面和深入分析种植体支持式义齿的生物力学性能也是至关重要的。最后，我们需要强调的是，大多数短种植体是通过联冠方式与长种植体相连的。

有研究报道，相比于种植体长度或几何结构，种植体直径可对骨的应力分布产生更大影响。此外，最大应力位于种植体颈部周围，大多数应力分布于种植体植入部位相邻的骨组织（Isidor 2006）。

一般来说，尤其是在后牙区，短种植体具有明显优势。当患者存在牙槽骨不足需进行骨增量手术时，植入种植体存在损伤下牙槽神经和穿透上颌窦的风险。此外，上颌骨后牙区在种植体植入过程中存在不易操作、视野受限、空间较小、骨质较差的问题。

本研究也存在一定局限性。一个重要原因是此研究是一项回顾性研究。因为选择偏倚和混合因素的问题，此类型研究在可靠性方面弱于随机前瞻性临床试验。此外，此研究所涉及的大多数短种植体是通过联冠的方式与长种植体相连，会使单颗短种植体或通过联冠修复与其他短种植体相连的短种植体数量减少。而且，尽管我们认为通过曲面断层片进行 MBL 定比测量的方法是可靠的，但通过拍摄口内根尖片是减小测量误差的最可靠方法。最后，所研究变量与 MBL 之间缺乏相关也可能归因于统计功效问题。

结论

此研究探索了包裹 PRGF 的短种植体在 10~12 年随访期的长期临床效果。大多数短种植体通过联冠修复与长种植体相连。在随访期结束时，基于种植体和患者所得的累计存活率分别为 98.9% 和 98.2%。长期评估发现 MBL 的平均值非常小。修复体和种植体相关变量不影响种植体成功率和 MBL。

2017; 44:438–445

Journal of Clinical Periodontology

短种植体（6 mm）和长种植体（11~15 mm）联合上颌窦提升术的比较：3 年多中心随机对照临床试验结果

Short dental implants (6 mm) versus long dental implants (11-15 mm) in combination with sinus floor elevation procedures: 3-year results from a multicentre, randomized, controlled clinical trial

Pohl V, Thoma DS, Sporniak-Tutak K, Garcia-Garcia A, Taylor TD, Haas R, Hämmerle CHF　　李成章 审　王忠禹 译

摘要

目的：检验短种植体（6 mm）是否和长种植体（11~15 mm）联合上颌窦提升术的种植体存活率相似。

方法：这项多中心研究纳入 101 位上颌后牙牙列缺损且剩余骨高度为 5~7 mm 的患者。患者被随机分配接受短种植体（6 mm, GS/group short）或长种植体（11~15 mm）联合行上颌窦提升术的种植（GG/group graft）。种植体植入（IP）后 6 个月行单冠修复（PR），后续每年复诊 1 次。负重 3 年内的检查指标包括：种植体是否存活、边缘骨高度（marginal bone level, MBL）变化、种植体周围探诊深度（PPD）、探诊出血（BoP）、菌斑控制记录（PCR）以及任何不良事件（AE）。对两种治疗方法进行统计学描述，并使用非参数法行统计学分析。

结果：101 位患者共植入 137 颗种植体。至第 3 年复诊（FU–3），94 位患者共 129 颗种植体完成复诊。两组的种植体存活率均为 100%，FU–3 的 MBL 分别为 0.45 mm（GG）和 0.44 mm（GS）（$P > 0.05$）。从 IP 至 FU–3，可观察到两组 MBL 均显著降低：GG（-0.43 ± 0.58）mm，GS（-0.44 ± 0.56）mm；从 PR 至 FU–3，GG（-0.25 ± 0.58）mm 也可见 MBL 显著降低，而 GS（-0.1 ± 0.54）mm 改变无显著性。FU–3 时两组 PPD 的差异有统计学意义（$P = 0.035$），而 PCR 和 BoP 无组间显著性差异。

结论：本研究在上颌后牙剩余骨高度为 5~7 mm 时，使用长度为 6 mm 的短种植体以及长种植体联合侧面开窗上颌窦提升术均为可行术式。

关键词：牙种植体；多中心；上颌后牙；随机对照临床试验；短种植体；单冠；上颌窦提升术

短种植体常用于上颌后牙修复缺失牙，可避免额外的手术。有报道称短种植体与 10 mm 及以上的长种植体的存活率相似（5 年存活率 95%）（Rossi et al. 2015），也有文献指出相比长种植体，植入 5 年后 6 mm 种植体的失败率有所增加（Rossi et al. 2016）。

一篇近期的 Meta 分析（包括 13 个研究，1269 位患者共 2631 颗种植体）指出，下颌后牙区的短种植体和标准种植体在存活率、边缘骨吸收、并发症和修复体失败率上无显著差异。但也有文献报道，应谨慎使用长度 < 8 mm（4~7 mm）的短种植体，因为其相对于标准长度的种植体，有更高的失败风险（Lemos et al. 2016）。

随机对照临床试验（CCTs）无法证明植入 5/6 mm 种植体与穿牙槽嵴上颌窦提升术（Felice et al. 2015）或侧面开窗上颌窦提升术（Gulje et al. 2014）后植入标准长度种植体有任何显著差异。但值得注意的是，大多数研究存在样本量过小和随访时间过短的问题（Gulje et al. 2014, 2015）。一篇基于 8 个随机对照试验（RCTs）的系统性综述中提到，2015 年 EAO 共识会议指出，联合上颌窦提升术使用长种植体，生物并发症更多、费用更高、手术时间更长，故认为短种植体是更优的替代方法（Thoma et al. 2015b）。

一份基于 4 个试验的 Cochran 分析的表述更为谨慎（Khouly & Veitz-Keenan 2015）：对于剩余骨高度为 4~9 mm 的牙槽嵴，现有的试验难以判断短种植体（5~8.5 mm）和上颌窦提升术联合长种植体在负重 1 年的修复和种植存活率上二者谁更优。但可以明确的是，联合上颌窦提升的种植术有更多的并发症。

综上，为判断两种术式的优劣，仍需要设计良好的试验来提供更多有效信息（Thoma et al. 2015b）。

一项前瞻性多中心随机研究比较

了上颌后牙 6 mm 种植体和 10~15 mm 种植体联合侧面开窗上颌窦提升术在咀嚼负重 1 年后的表现，种植体使用非夹板式单冠修复。两组的存活率均为 100%，短种植体在短期内的并发症、治疗时间和价格上更具优势，但探诊出血率更高。

本研究旨在评估和报道 3 年随访的 6 mm 短种植体的存活率与长种植体联合上颌窦提升术的种植体存活率。

材料与方法

患者的人口统计资料和 1 年随访的研究结果已有详述（Thoma et al. 2015a）。主要是：受试者上颌后牙有部分缺失牙，剩余骨高度为 5~7 mm，宽度 > 6 mm，对颌存在天然牙或种植体 / 修复体。将骨高度仅为 5mm 的病例也纳入研究的原因是考虑到短种植体的皮质骨固位。将合格的纳入研究对象随机分配至两组：短种植体组（GS），植入 1~4 颗长度为 6 mm、直径为 4 mm 的种植体（ASTRA TECH Implant System OsseoSpeed™ 4.0S; Dentsply Sirona Implants, Mölndal, Sweden）。长种植体组（GG），行侧面开窗上颌窦提升术同期植入 1~4 颗长度为 11/13/15 mm、直径为 4 mm 的种植体（ASTRA TECH Implant System OsseoSpeed™ 4.0S; Dentsply Sirona Implants）（Boyne & James 1980）。术前预防性服用抗生素，0.2% 氯己定溶液含漱，局部麻醉，依术者习惯行肠外、口服或静脉镇静。随机分组在翻瓣后进行。骨替代材料使用异种移植物（Bio-Oss™ Granules, Geistlich, Switzerland），按需求可与手术过程中收集的骨屑混合使用（Safescraper Twist; CGM S.p.A., Divisione Medical Meta, Reggio Emilia, Italy）。保留种植体使用穿龈愈合，难以保证初期稳定性时使用两步法。

术后 5 个月，进行种植体评估和单冠修复，对基台的固位方法和材料（螺丝固位 / 粘接固位）没有限制。随后每年复诊 1 次。

统计学分析显示，两组在性别、年龄、颌骨条件异常、牙周炎、夜磨牙、吸烟习惯、骨质和骨量等基线指标上无差异（Thoma et al. 2015a）。

主要和次要结果变量

主要反应变量为渐增的种植体存活率（CSR），次要结果变量包括：探诊深度（PPD），探诊出血（BoP），菌斑控制记录（PCR），边缘骨高度（MBL）和不良事件（AE）。

种植体存活

任何在植入后拔除的种植体均视为种植失败。患者没有按期复诊视为失访；因此对漏失值估算时假设"未丢失"并作为患者死亡来对待。

临床检查指标

使用牙周探针对种植体 4 个面（近中、远中、颊侧、腭侧）进行探诊深度和探诊出血检查。龈缘至袋底的距离记录为探诊深度（PPD），探针插入袋底后记录出血阴性 / 阳性（BoP）。口腔卫生用菌斑控制记录（PCR）来评估，将种植体 4 个面的菌斑状况记录为菌斑阳性 / 阴性。

边缘骨高度变化

在种植体植入后、单冠修复后以及随后的每年复诊使用平行投照法拍摄根尖片。在根尖片上测量近远中种植体肩台至骨 - 种植体结合面的最冠方的距离以确定 MBL，所有数据均由同一独立的检查员测量。计算每颗种植体的 MBL 平均值，然后分别计算 IP 至 FU-3，以及 PR 至 FU-3 的 MBL 改变 [Δ（IP-FU-3）和 Δ（PR-FU-3）]。

统计学分析

试验使用到的统计软件为 IBM SPSS（IBM Corp., Armonk, NY, USA）和 Excel（Microsoft, Redmond, WA, USA）。统计方法为非参数检验。对于连续数据：组间对比时使用 Wilcoxon 秩和检验（精确），比较组内变化时使用 Wilcoxon 符号秩检验（精确）；对标定数据使用 Fisher 精确检验。标定数据用描述统计学表述。$P < 0.05$ 时认为有显著性差异。没有进行多因素校正。

结果

人口统计学资料、患者的检测结果、手术费用、手术时间以及种植体冠根比（C/I）（GG：0.99 ± 0.17；GS：1.86 ± 0.23）显著差异的影响早在短期观察中已有报道（Schincaglia et al. 2015; Thoma et al. 2015a）。

101 位患者共 137 颗种植体被纳入临床试验，38 颗种植体（GS 组 19 颗，GG 组 19 颗）为龈下愈合，其余 99 颗（GS 组 48 颗，GG 组 51 颗）为穿龈愈合。1 位患者在试验期间患血癌死亡。最终，94 位患者（GS 组 45 位，GG 组 49 位）、共 129 颗种植体（GS 组 61 颗，GG 组 68 颗）完成 3 年随访（图 1）。

种植体存活率

FU-3 时 94 位患者、129 颗种植体临床状况稳定，均无种植体周围炎表现，故存活率为 100%。

临床检查指标

FU-3 时，GS 组（2.8 ± 0.9）mm 的 PPD 明显小于 GG 组（3.0 ± 0.76）mm（$P = 0.035$）。GG 组在 FU-1[PPD：GG（2.5 ± 1.1）mm，GS（2.7 ± 0.9）mm] 至 FU-3 期间的 PPD 平均增长有统计学意义 [（0.5 ± 1.1）mm; $P = 0.001$]，而 GS 组没有 [（0.1 ± 1.1）mm; $P = 0.646$]。

两组的 PCR 没有显著性差异，FU-1（GG 6.3%, GS 12.7%, $P = 0.098$）和 FU-3（GG 5.2%, GS 11.1%, $P = 0.262$）。但 FU-1 时 GS 组的探诊出血阳性位

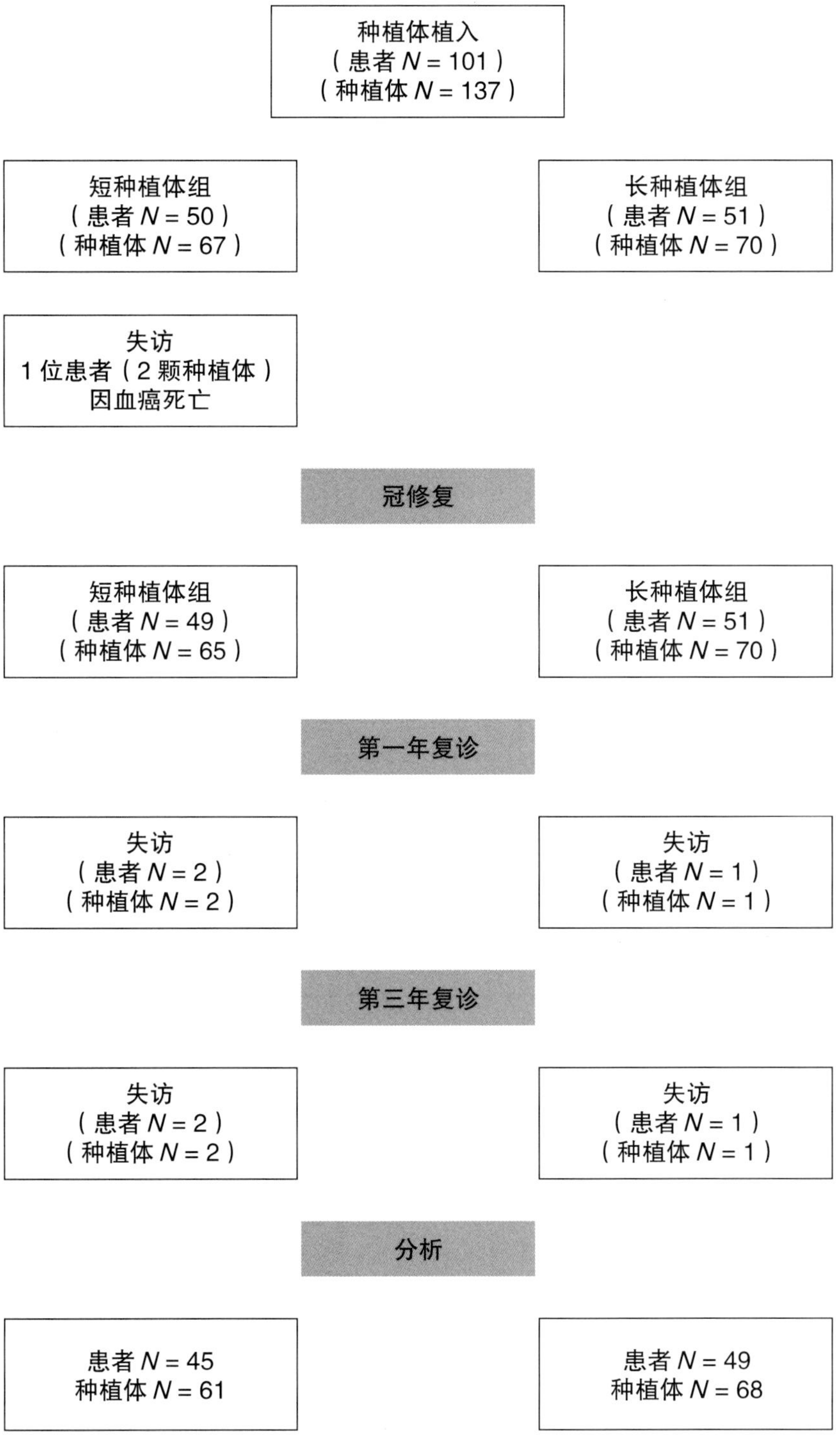

种植体植入
（患者 $N = 101$）
（种植体 $N = 137$）

短种植体组
（患者 $N = 50$）
（种植体 $N = 67$）

长种植体组
（患者 $N = 51$）
（种植体 $N = 70$）

失访
1 位患者（2 颗种植体）
因血癌死亡

冠修复

短种植体组
（患者 $N = 49$）
（种植体 $N = 65$）

长种植体组
（患者 $N = 51$）
（种植体 $N = 70$）

第一年复诊

失访
（患者 $N = 2$）
（种植体 $N = 2$）

失访
（患者 $N = 1$）
（种植体 $N = 1$）

第三年复诊

失访
（患者 $N = 2$）
（种植体 $N = 2$）

失访
（患者 $N = 1$）
（种植体 $N = 1$）

分析

患者 $N = 45$
种植体 $N = 61$

患者 $N = 49$
种植体 $N = 68$

图 1　患者流向和干预

点显著多于 GG 组（FU–1：GG 15.4%，GS 22.1%，$P = 0.034$；FU–3：GG 30.9%，GS 20.1%，$P = 0.380$）。

边缘骨高度变化

MBL 测量值见表 1。两组间在各个观察期均无显著性差异。根据影像学资料测量各时期的 MBL，计算 Δ（IP–FU–3）以及 Δ（PR– FU–3）。IP 至 FU–3，两组均可观察到种植位点牙槽骨的显著吸收；PR 至 FU–3 则只有 GG 组牙槽骨有显著吸收。Δ（IP–FU–3）和 Δ（PR– FU–3）均无组间差异（表 2）。MBL 在 IP 至 FU–3 和 PR 至 FU–3 期间的连续表现分别见图 2 和图 3。

对前磨牙区和磨牙区种植体分别进行分析，两试验组 MBL 在各时期均无显著性差异。在 FU–3，前磨牙区种植体 MBL：GG（0.4 ± 0.6）mm；GS（0.6 ± 0.7）mm（$P = 0.568$）；磨牙区种植体 MBL：GG（0.5 ± 0.5）mm；GS（0.4 ± 0.5）mm（$P = 0.466$）。IP 至 FU–3 和 PR 至 FU–3 两个时间区间内 MBL 的变化同样未见组间显著性差异（表 3）。

不良事件

从 FU–1 至 FU–3 期间未见生物学并发症，但报道了 13 起不良事件（见表 4，未见组间显著性差异，$P = 0.654$）。大多数不良事件（$N = 10$）为基台中央螺丝松动或折断，磨牙区较前磨牙区更多见，但无统计学差异（$P = 0.278$）。

讨论

本次前瞻性随机多中心研究对上颌后牙区短种植体的各项指标进行了为期 3 年的评估。种植体植入部位为第一前磨牙至第二磨牙，所有种植体包括邻牙的种植体均为非夹板式单冠修复。为了评估咬合力对种植体的潜在影响与另一项前瞻性随机短种植体研究对比（Felice et al. 2012; Esposito et al. 2015）。

此外，与其他研究相比（Esposito et al. 2011; Pistilli et al. 2013a; Gulje et al. 2014; Nedir et al. 2016）以解答短种植体植于原有骨是否能取代长种植体联合上颌窦提升术的问题。

根据另一项随机对照研究（Fan et al. 2016），负重之前 GG 和 GS 愈合时间为 6 个月。

6 位患者（GS 4 名，GG 2 名）未完成 3 年随访，脱试率为 6%（GS 8%，GG 4%），与其他观察期相对较短的随机对照试验（RCTs）和随机对照临床试验（CCTs）相当（Esposito et

表 1 边缘骨高度变化（mm）及其标准差：组内和组间分析

	IP	PR	FU-3
	GS 组		
平均值（标准差）	0.03（0.15）	0.30（0.45）	0.44（0.44）
种植体数量	$N = 60$	$N = 55$	$N = 58$
	GG 组		
平均值（标准差）	0.06（0.20）	0.27（0.45）	0.45（0.55）
种植体数量	$N = 58$	$N = 56$	$N = 63$
P 值	0.199	0.497	0.816

IP：种植体植入；PR：单冠修复；FU-3：第三年复诊；GS：短种植体组；GG：长种植体组

表 2 从种植体植入（IP）至第三年复诊（FU-3）以及从单冠修复（PR）至第三年复诊（FU-3）期间两组间边缘骨高度的变化分布

	GS	GG	*P* 值
	Δ（IP–FU-3）		
平均值（标准差）	–0.44（0.56）	–0.43（0.58）	0.974
种植体数量	$N = 52$	$N = 52$	
P 值	0	0	
	Δ（PR–FU-3）		
平均值（标准差）	–0.10（0.54）	–0.25（0.58）	0.110
种植体数量	$N = 50$	$N = 50$	
P 值	0.636	0.004	

GS：短种植体组；GG：长种植体组

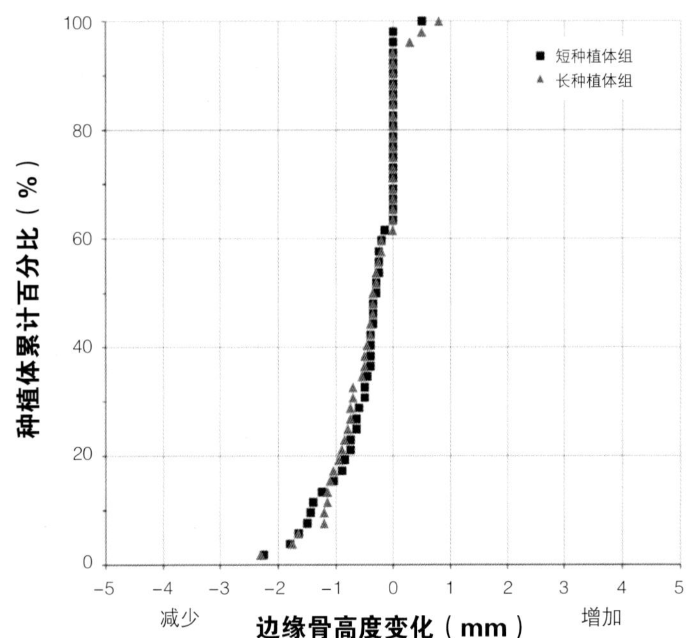

图 2 从种植体植入至第三年复诊平均边缘骨高度变化的总体曲线图

al. 2011, 2012; Pistilli et al. 2013a; Gulje et al. 2014; Nedir et al. 2016）。

两组 3 年随访的存活率是 100%，这与观察 8~18 个月报道的存活率 97%~100% 一致（Esposito et al. 2011; Pistilli et al. 2013a, b; Gulje et al. 2014; Thoma et al. 2015a）。但明显好于最近发表的观察 5 年的随机对照试验，也好于最近报道的另一篇≤ 7 mm 种植体 80%~90% 的系统性评价（Karthikeyan et al. 2012）。值得注意的是，短种植体的脱落主要发生在修复前的种植体愈合阶段（Atieh et al. 2012）及修复后早期（Srinivasan et al. 2014），行使功能期间很少脱落（Perelli et al. 2012）。在这项 3 年的前瞻性中心研究中，无论是 GS 还是 GG 都没有出现种植体脱落。作为对不同结果的可能解释，可以注意到，在前瞻性随机研究中需要满足严格的选择标准，而这种标准在正常的日常实践中可能没有受到应有的重视。尽管有相反的报道（Srinivasan et al. 2014），但在严格的指征下使用短种植体，即使在上颌，显然也能获得良好效果。结果还显示，长度为 10~15 mm 种植体的存活没有区别，联合侧面开窗上颌窦提升术对患者的术后损伤明显增加（Thoma et al. 2015a）。这些结果证实了最近发表的一项 Meta 分析（Fan et al. 2016），其中有 7 项随机对照试验的 554 颗种植体植入萎缩的上颌骨（短种植体 265 颗，长度为 5~8 mm），系统性综述（Atieh et al. 2012）涵盖了 33 篇文章 2573 颗短种植体（5 项随机临床研究；16 项前瞻性，非随机，非对照研究；12 项回顾性，非随机研究；1 项同时具有前瞻性和回顾性数据的研究），大部分种植体的随访时间为 1 年。

试验设计中允许种植体穿龈愈合（一步法）或龈下愈合（两步法），以往的动物临床实验已经证实两种方法对软硬组织改建的影响无差异（Collaert & De Bruyn 1998）（Abrahamsson et al. 1999）。关于种植体周围参数，在 FU-3 时，PPD 检测在 GS 组（2.8 ± 0.9）mm 与 GG 组（3.0 ± 0.76）mm 显著低于 FU-1（Schincaglia et al. 2015）。另外，FU-1 至 FU-3 期间 GG 组 PPD 增加有显著性，而 GS 组没有。总的来说，两组的 PPD 均在种植成功可接受的范围内。所测差异是否具有临床相关性，尚有待观察。

纵观 3 年随访期，GS 组相对于 GS 的 PCR 始终呈缓慢增长（FU-3 的 PCR：GS 11.1%，GG 5.2%），但无显著性差异。FU-1 时 GS 组 BoP 检测明

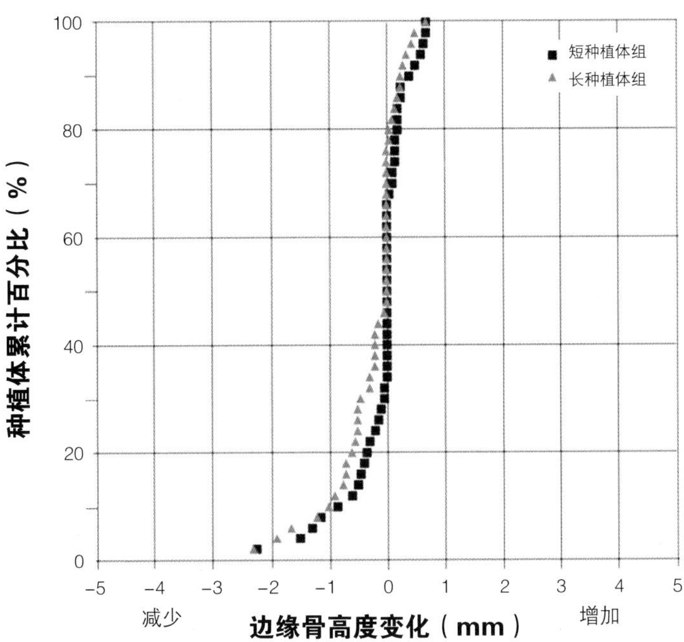

图 3 从单冠修复至第三年复诊平均边缘骨高度变化的总体曲线图

表 3 从种植体植入（IP）至第三年复诊（FU–3）以及从单冠修复（PR）至第三年复诊（FU–3）期间两组间 MBL 的变化分布［分为磨牙区（Mol）和前磨牙区（PM）并分别进行组间分析］

	PM			Mol		
	GS	GG	*P* 值	GS	GG	*P* 值
Δ（IP–FU–3）						
平均值	–0.59	–0.36	0.440	–0.36	–0.47	0.470
（标准差）	（0.72）	（0.63）		（0.46）	（0.57）	
种植体数量	*N* = 18	*N* = 17		*N* = 34	*N* = 35	
Δ（PR–FU–3）						
平均值	–0.19	–0.18	0.785	–0.05	–0.28	0.058
（标准差）	（0.69）	（0.65）		（0.45）	（0.56）	
种植体数量	*N* = 17	*N* = 15		*N* = 33	*N* = 35	

GS：短种植体组；GG：长种植体组

表 4 短种植体组（GS）和长种植体组（GG）在观察期内的不良事件分布

	GS		GG	
	ASL/AF	DC	ASL/AF	DC
FU–2	7	1	1	0
FU–3	1	0	1	1
共计	8	2	2	1

FU–2：第二年复诊；FU–3：第三年复诊；ASL：基台螺丝松动；AF：基台螺丝折断；DC：牙冠脱落

显较差（Schincaglia et al. 2015），但在 FU–3 时不再能检测到（GS 20.1%，GG 30.9%）。与其他文献报道一致，临床检查结果普遍良好。所测差异是否也将在更长时间内看到，也有待观察。

IP 至 FU–3 期间的 GG 组（–0.43 mm）和 GS 组（–0.44 mm），以及 PR 至 FU–3 期间的 GG 组（–0.25 mm）均观察到 MBL 的显著降低，而 PR 至 FU–3 期间的 GS 组 MBL 无显著性改变（–0.1 mm）。相比其他 12 个月的随机对照研究（Pistilli et al. 2013a, b）而言，本研究观察到的 MBL 变化更小。但与其他短期随访研究（Felice et al. 2015）一致的是，修复后 36 个月，两组的 MBL 无显著性差异。

IP 至 FU–3 期间，约 60% 的种植体有 MBL 降低。但从 PR 到 FU–3，GG 组和 GS 组分别只有大约 40% 和 30% 的种植体观察到 MBL 下降，两组中约有 20% 的种植体可见 MBL 上升（图 2 和图 3），其他随机对照试验未做相关报道。包括即刻种植在内，术中行翻瓣似乎会加重牙槽骨吸收（GG 组重于 GS 组）（Favero et al. 2015）。在试验的一段时间内，两组均观察到约有 20% 的种植体周围骨再生，这种趋势能否持续仍需要更长时间的观察。

3 年观察期内，所有不良事件均与修复体相关（基台螺丝松动或折断，牙冠松动）。基台螺丝松动或折断大多见于磨牙区，前磨牙区仅发生 1 例，但两个部位的发生率没有显著性差异。这些不良事件可起于多种原因，本研究所有种植体均行单冠修复，有限元研究表明，相邻种植体相互锁结可减少承受压力，尤其是基台内部的负荷（Toniollo et al. 2016）。此外，磨牙区的咀嚼力明显强于前磨牙区（Mericske-Stern et al. 2000; Zhao et al. 2016），且磨牙牙冠的近远中径也相对大于前磨牙。因此，在咀嚼时，磨牙区域的种植体和种植体 – 基台连接部位将承受更大的旋转力。若种植体没有沿磨牙 / 前磨牙长轴植入，有效转矩将成倍增加。但本研究没有对种植体的三维位置进行测量，因此无法在这方面做出评估。然而磨牙区更大的咀嚼力并没有对 MBL 造成影响，甚至在 FU–3 也未见磨牙和前磨牙之间有差异。一篇有限元研究的文献认证，在种植体骨结合成功后，机械负重主要影响种植体 – 基台连接，而骨 – 种植体复合物也将通过有限元的评估来证实（Georgiopoulos et al. 2007）。本研究使用锥形和双六角内连接的种植体，且并非来自同一公司（Astra Tech Implant System™ EV; Dentsply Sirona Implants）。对于新的种植体几何形状和单冠修复上颌后牙的情况无法做出解答。

总之，从种植体使用3年的试验研究结果来看，短种植体的疗效令人满意，与联合上颌窦提升术的长种植体不相伯仲，但仍需长期观察来得出最终评定。

结论

该前瞻性随机多中心研究在相对较短的观察期内得出的结果提示，相对于联合上颌窦提升术的长种植体种植，在上颌后牙区用短种植体（6 mm）修复单颗牙同样可行，但仍需要长期观察来证明这一结果。

致谢

本研究由瑞典默恩达尔市Dentsply Sirona Implants全额资助。笔者也衷心感谢来自Dentsply Sirona Implants公司的Marie Ahlson和Erland Sandberg给予的支持和专业意见。

参考文献

[1] Abrahamsson, I., Berglundh, T., Moon, I. S. & Lindhe, J. (1999) Peri-implant tissues at submerged and non-submerged titanium implants. Journal of Clinical Periodontology 26, 600–607.

[2] Atieh, M. A., Zadeh, H., Stanford, C. M. & Cooper, L. F. (2012) Survival of short dental implants for treatment of posterior partial edentulism: a systematic review. International Journal of Oral and Maxillofacial Implants 27, 1323–1331.

[3] Boyne, P. J. & James, R. A. (1980) Grafting of the maxillary sinus floor with autogenous marrow and bone. Journal of Oral Surgery 38, 613–616.

[4] Canullo, L., Goglia, G., Iurlaro, G. & Iannello, G. (2009) Short-term bone level observations associated with platform switching in immediately placed and restored single maxillary implants: a preliminary report. The International Journal of Prosthodontics 22, 277–282.

[5] Collaert, B. & De Bruyn, H. (1998) Comparison of Branemark fixture integration and shortterm survival using one-stage or two-stage surgery in completely and partially edentulous mandibles. Clinical Oral Implants Research 9, 131–135.

[6] Esposito, M., Barausse, C., Pistilli, R., Sammartino, G., Grandi, G. & Felice, P. (2015) Short implants versus bone augmentation for placing longer implants in atrophic maxillae: one-year post-loading results of a pilot randomised controlled trial. European Journal of Oral Implantology 8, 257–268.

[7] Esposito, M., Cannizzaro, G., Soardi, E., Pistilli, R., Piattelli, M., Corvino, V. & Felice, P. (2012) Posterior atrophic jaws rehabilitated with prostheses supported by 6 mm-long, 4 mm-wide implants or by longer implants in augmented bone. Preliminary results from a pilot randomised controlled trial. European Journal of Oral Implantology 5, 19–33.

[8] Esposito, M., Pellegrino, G., Pistilli, R. & Felice, P. (2011) Rehabilitation of postrior atrophic edentulous jaws: prostheses supported by 5 mm short implants or by longer implants in augmented bone? One-year results from a pilot randomised clinical trial. European Journal of Oral Implantology 4, 21–30.

[9] Fan, T., Li, Y., Deng, W. W., Wu, T. & Zhang, W. (2016) Short implants (5 to 8 mm) versus longer implants (>8 mm) with sinus lifting in atrophic posterior maxilla: a meta-analysis of RCTs. Clinical Implant Dentistry and Related Research 19, 207–215. doi: 10.1111/cid.12432.

[10] Favero, G., Lang, N. P., Romanelli, P., Pantani, F., Caneva, M. & Botticelli, D. (2015) A digital evaluation of alveolar ridge preservation at implants placed immediately into extraction sockets: an experimental study in the dog. Clinical Oral Implants Research 26, 102–108.

[11] Felice, P., Pistilli, R., Barausse, C., Bruno, V., Trullenque-Eriksson, A. & Esposito, M. (2015) Short implants as an alternative to crestal sinus lift: a 1-year multicentre randomised controlled trial. European Journal of Oral Implantology 8, 375–384.

[12] Felice, P., Pistilli, R., Piattelli, M., Soardi, E., Corvino, V. & Esposito, M. (2012) Posterior atrophic jaws rehabilitated with prostheses supported by 5 9 5 mm implants with a novel nanostructured calcium-incorporated titanium surface or by longer implants in augmented bone. Preliminary results from a randomised controlled trial. European Journal of Oral Implantology 5, 149–161.

[13] Georgiopoulos, B., Kalioras, K., Provatidis, C., Manda, M. & Koidis, P. (2007) The effects of implant length and diameter prior to and after osseointegration: a 2-D finite element analysis. The Journal of Oral Implantology 33, 243–256.

[14] Gulje, F. L., Raghoebar, G. M., Vissink, A. & Meijer, H. J. (2014) Single crowns in the resorbed posterior maxilla supported by either 6-mm implants or by 11-mm implants combined with sinus floor elevation surgery: a 1-year randomised controlled trial. European Journal of Oral Implantology 7, 247–255.

2015; 42: 1042–1051

Journal of Clinical Periodontology

比较使用短种植体（6 mm）和长种植体（11~15 mm）联合上颌窦提升术的多中心随机对照研究 第二部分：负重 1 年后的临床和影像学结果

Randomized controlled multicenter study comparing short dental implants (6 mm) versus longer dental implants (11-15 mm) in combination with sinus floor elevation procedures. Part 2: clinical and radiographic outcomes at 1 year of loading

Schincaglia GP, Thoma DS, Haas R, Tutak M, Garcia A, Taylor TD, Hämmerle CHF

栾庆先 审　曾佳骏 译

摘要

目的：比较使用短种植体（6 mm）和长种植体（11~15 mm）联合上颌窦提升术使用的临床及影像学效果。

方法：研究对象的上颌后牙区有 5~7 mm 的骨高度，研究对象被随机分为只接受短种植体（GS）或者长种植体联合上颌窦提升术（GG）两组。在种植体植入 6 个月后采取单冠修复（PR），负重 1 年后再次评估（FU–1）。测量指标变量包括：种植体存活率（CSR），边缘骨高度（MBL）变化，牙周探诊深度（PPD），探诊出血（BoP），菌斑控制记录（PCR）和种植体冠根比（C/I）。数据使用参数检验进行统计学分析。

结果：在 97 位患者中，132 颗种植体在 FU–1 时进行了再评估。CSR 为 100%。MBL 从种植体植入（IP）到 PR 的变化，GG 组为（-0.22 ± 0.4）mm，GS 组为（-0.3 ± 0.45）mm（$P < 0.001$）；MBL 从 IP 到 FU–1 的变化，GG 组为（-0.37 ± 0.59）mm，GS 组为（-0.22 ± 0.3）mm（$P < 0.001$）。组内比较显示 MBL（$P > 0.05$），PPD（$P = 1$），PCR（$P = 0.09$）都无显著性差异。BoP 在 GS 组中更高（$P = 0.04$）；C/I 在 GG 组中为 0.99 ± 0.17，在 GS 组为 1.86 ± 0.23（$P < 0.001$）。C/I 和 MBL 的结果显示没有相关性（GG：$P = 0.13$；GS：$P = 0.38$）。

结论：两组治疗方法可以获得相似的结果。

关键词：骨增量；种植体；多中心；随机对照临床试验；短种植体；上颌窦提升术

牙齿脱落后，剩余的牙槽嵴会进行持续的重建和改建（Araujo & Lindhe 2005）。尤其需要注意的是，上颌后牙的牙槽嵴改建会导致牙槽嵴的吸收以及上颌窦腔扩大（Farina et al. 2011）。使用穿牙槽嵴入路或侧面开窗的上颌窦提升术，被认为是对上颌后牙萎缩的牙槽骨向颅骨方向增量的金标准（Boyne & James 1980; Summers 1994）。使用侧面开窗进行上颌窦提升术的结果是具有可预测性的，不管是进行同期种植还是分阶段种植，种植体都有很高的存活率（Pjetursson et al. 2008）。

在骨量减少的情况下，还有另一种治疗策略，就是使用短种植体（Renouard & Nisand 2005）。与上颌窦提升术相比，这种方法有多个优点，包括创伤性介入较少、治疗时间较短、花费较低、患者术后并发症少。最近的系统性综述表明短种植体的存活率与长种植体相似（Sun et al. 2011; Telleman et al. 2011; Annibali et al. 2012; Atieh et al. 2012; Srinivasan et al. 2013）。然而，短种植体（< 10 mm）的峰值失败率比长种植体要早 2.5 年（Monje et al. 2013）。这可能是由于短种植体周围的支持骨较少。所以，除了种植体的存活率以外，边缘骨高度（MBL）的稳定性也是一个十分重要的评估参数（Monje et al. 2013; Garaicoa–Pazmino et al. 2014）。出于这个目的，边缘骨高度（MBL）变化的测量，已经被用于评估种植体的长期性能。起初，在行使功能 1 年后，是否有平均 ≥ 1.5 mm 的牙槽骨吸收，之后平均每年是否有 ≥ 0.2 mm 的骨吸收，这个标准是决定种植体成功与否的阈值（Albrektsson et al. 1986）。在此之后，这个成功标准进行了修订，因为在长期保持良好的患者中，观察到有较低的 MBL（Roos et al. 1997）。最近有随机对照研究评估上颌窦提升术同期种植的效果，发现行使功能 1 年后，平均 MBL 为 −1.2~−0.1 mm（Esposito et al. 2011; Cannizzaro et al. 2013; Pistilli et al. 2013; Gulje et al. 2014）。相比之下，上颌后牙区使用短种植

纳入标准
(1)知情同意
(2)年龄为 20~70 岁
(3)研究的缺牙位点牙缺失至少 4 个月
(4)任意一侧上颌后牙区需要 1~4 颗种植体进行修复(前磨牙和磨牙区)
(5)缺失区域的邻牙是天然牙的牙根或种植体支持的修复体，无病理性或大量的骨吸收。这一点由研究人员进行判断
(6)对颌牙为天然牙，部分修复体和/或种植体
(7)研究人员认为有 5~7 mm 的骨高度和至少 6 mm 的骨宽度
(8)研究人员认为可以获得初期稳定性的条件

排除标准
(1)研究人员认为不能遵从研究步骤的
(2)研究区域既往进行过骨增量治疗
(3)口内有不可控制的疾病
(4)已知或怀疑患有恶性肿瘤
(5)头颈区域有放射治疗史
(6)既往 5 年内进行过化疗的
(7)患有会影响术后愈合和/或骨结合情况的全身或局部疾病
(8)不可控制的糖尿病
(9)服用糖皮质激素、双膦酸盐或其他影响术后愈合和/或骨结合情况的药物
(10)吸烟多于 10 支/天
(11)磨牙症
(12)酗酒和/或滥用药物
(13)涉及研究的设计和实施人员(包括 Astra 的技术人员以及研究人员)
(14)既往参与过类似研究的
(15)同时参与其他临床研究的

图 1 纳入标准和排除标准

体(< 8 mm)的随机对照研究显示平均 MBL 为 -1.02~-0.1 mm(Esposito et al. 2011, 2014; Cannizzaro et al. 2013; Gulje et al. 2013, 2014; Pistilli et al. 2013)。

临床医师使用短种植体担心的一个问题是，种植体的冠根比(C/I)是否可能会对 MBL 和植体存活率带来不利的影响(Blanes 2009; Garaicoa-Pazmino et al. 2014)。有文献认为高的负载力会影响边缘骨的稳定性(Isidor 2006)。C/I 保持在 0.5~1 有利于限制非轴向力的大小以及减少牙槽骨过多吸收的风险(Glantz & Nilner 1998)。尽管有这些建议，但是如今的证据似乎表明 C/I 不会影响 MBL (Garaicoa-Pazmino et al. 2014)。然而，大多数现有的研究中，短种植体都是与较长的牙冠固定，有关短种植体在上颌后牙区采取非夹板式单冠修复的资料很少。

尽管如此，在萎缩的上颌骨中上颌窦提升术联合使用长种植体或只使用短种植体，种植体存活都有很高的临床成功率，但是只有很少的研究运用了随机对照研究的方法进行比较(Thoma et al. 2015b)。为了提供更科学的数据，我们进行了一个多中心随机对照研究。在这个研究的第一部分中，比较了短种植和长种植体联合使用侧面开窗上颌窦提升这两组患者的花费、治疗时间，以及一些以患者为中心的结果。结果显示，使用短种植体组的患者术后并发症、花费和治疗时间都要显著性减少(Thoma et al. 2015a)。临床和影像学结果还没有进行研究，因此本研究的目的就是测试单一使用短种植体(6 mm)和长种植体(11~15 mm)联合上颌窦提升术使用是否会有相似的临床和影像学结果。

材料与方法

本试验的设计为前瞻性的多中心随机对照研究，在 5 个临床中心进行。在试验开始前进行了研究人员的校准，在各个地方的伦理委员会批准后，招募了 101 位患者，在进入研究前签署了知情同意书。

试验研究的设计先前已详细描述(Thoma et al. 2015a)。简而言之，患者有上颌后牙缺失，非牙列缺失，剩余骨高度为 5~7 mm，牙槽嵴宽度 ≥ 6mm。在骨高度为 5 mm 的位点，种植体植入时不需要额外的操作。将种植体植入上颌窦内 1 mm，并且不采取任何防止上颌窦黏膜穿孔的预防措施。

纳入标准和排除标准如图 1 所示。符合要求的受试者被随机分配进行其中一种下述治疗：GS 组，植入 1~4 颗长度为 6 mm、直径为 4 mm 的种植体(ASTRA TECH Implant System OsseoSpeed™ 4.0S; DENTSPLY Implants, Mölndal, Sweden); GG 组，植入 1~4 颗长度为 11 mm、13 mm 或 15 mm 长、直径为 4 mm 的种植体(ASTRA TECH Implant System OsseoSpeed™ 4.0S; DENTSPLY Implants, Mölndal, Sweden)，同时联合使用侧面开窗上颌窦提升术(Boyne & James 1980)。研究步骤和时间线见附录 1。

种植体植入(IP)

根据生产商的操作要求和建议(ASTRA TECH Implant System; DENTSPLY Implants, Mölndal, Sweden)，植入种植体。在术前，给予患者抗生素和镇痛药(根据各中心的常规)，然后用 0.2% 氯己定溶液漱口 1 分钟，手术过程在局麻下进行，根据术者习惯，胃肠外口服或静脉注射进行镇静麻醉。使用异种移植物(Bioss Granules, Geistlich-Switzerland)进行上颌窦提升，使用可吸收膜(Biogide, Geistlich-Switzerland)进行窗口关闭，不使用其他骨替代材料，植体使用穿龈愈合。研究人员判断初期稳定性不好的，使用传统的两段式种植。患者术后用 0.12% 氯己定溶液漱口(每天 2 次直到拆线)，如果研究人员认为必要，按照常规用量给予抗生素和镇痛药，缝线于 7~14 天后拆除。

修复阶段：印模制取(IM)和最终修复体(PR)制作

种植体植入(IP)5 个月后，进行印模制取和最终修复体制作。对于埋入式愈合的情况，翻开尽量小的瓣进行基台的连接。种植体放入 6~7 个月后，戴入最终修复体(PR)。对于材料和固位方式(螺丝固位或水门汀

粘接固位）没有限制，所有种植体都用非夹板式单冠修复。

随访（FU–1）

最终修复体（PR）戴入12个月后，进行临床复查，每颗种植体记录4个面（近中、远中、颊侧、舌侧）的菌斑情况（PCR）（O'Leary et al. 1972），探诊出血（BoP）和探诊深度（PPD）。

影像学检查

使用Rinn®（Dentsply Rinn, Elgin, IL, USA）的X线片固定器，运用平行投照技术进行标准化的根尖片检查，在IP、PR及FU–1的时候均进行拍摄。

主要和次要结果变量

主要的反应变量是种植体的累计存活率（CSR），次要结果变量包括：PPD、BoP、PCR、MBL和C/I。

种植体存活

任何植入后拔出的种植体的都认为是失败，此外，在随访过程中没有出现的种植体，出于"最坏情况"考虑，都认为失败。CSR的计算方法是将没有失败的种植体数目除以植入的种植体数目。

临床检查指标

通过牙周探针测量每颗种植体4个面（近中、远中、颊侧、舌侧）的PPD和BoP，PPD是从龈缘到袋底的距离，单位为mm，BoP是记录探诊时是否有出血。口腔卫生情况用菌斑指数记录（PCR）（O'Leary et al. 1972），记录每颗种植体4个面的表面是否有菌斑的存在。

边缘骨高度变化

MBL通过X线片确定，表示为种植体肩台到种植体近远中向与牙槽骨最冠方接触点的距离。所有X线片均由一独立的检查员进行测量，计算每颗种植体的MBL平均值，计算从IP和/或PR到FU–1的MBL改变。

种植体冠根比

在X线片上测量种植体基台到牙冠最冠方位置作为牙冠的高度。所有X线片的测量都由一位独立于检查员的放射科医师进行，通过在FU–1拍摄的X线片计算C/I。

统计学分析

使用的统计软件是IBM SPSS（IBM Corp., Armonk, NY, USA），StatXact（Cytel, Cambridge, MA, USA）

表1 边缘骨高度变化：组内和组间分析（个体水平）

边缘骨高度变化（mm，增加+/减少–）：组内比较（个体水平）			
MBL	Δ（IP–PR）	Δ（IP–FU–1）	Δ（PR–FU–1）
GG			
种植体数量	41	41	41
平均值（标准差）	–0.22（0.4）	–0.39（0.62）	–0.16（0.62）
*P*值	*P* < 0.01	*P* < 0.001	*P* = 0.1
CI=95%	（–0.36，–0.07）	（–0.59，–0.2）	（–0.03，0.03）
GS			
种植体数量	40	35	33
平均值（标准差）	–0.28（0.45）	–0.22（0.32）	0.02（0.3）
*P*值	*P* < 0.001	*P* < 0.001	*P* = 0.73
CI=95%	（–0.43，–0.14）	（–0.33，–0.11）	（–0.10，0.14）

边缘骨水平变化（mm，增加+/减少–）：组间比较（个体水平）				
MBL Δ	GG 平均值（标准差） 种植体数量	GS 平均值（标准差） 种植体数量	*P*值	置信区间 CI=95%
Δ（IP–PR）	–0.22（0.46） *N* = 41	–0.28（0.45） *N* = 40	*P* = 0.55	（–0.14，0.26）
Δ（IP–FU–1）	–0.39（0.69） *N* = 41	–0.22（0.32） *N* = 35	*P* = 0.14	（–0.4，0.06）
Δ（PR–FU–1）	–0.16（0.62） *N* = 41	0.02（0.36） *N* = 33	*P* = 0.26	（–0.38，0.1）

表2 从IP至FU–1和从PR至FU–1，组间在种植体水平的MBL比较

边缘骨高度变化：种植体分布				
MBL变化（mm）	Δ（IP–FU–1）		Δ（PR–FU–1）	
增加+/减少–	GG 种植体数量	GS 种植体数量	GG 种植体数量	GS 种植体数量
–2.5 < MBL ≤ –2	2	0	1	0
–2 < MBL ≤ –1.5	2	0	2	0
–1.5 < MBL ≤ –1	2	1	1	0
–1 < MBL ≤ –0.5	8	7	4	3
–0.5 < MBL ≤ 0	35	34	30	25
0 < MBL ≤ 0.5	1	1	11	8
0.5 < MBL ≤ 1	1	0	2	5
1 < MBL ≤ 1.5	0	0	1	0
1.5 < MBL ≤ 2	0	0	0	0
2 < MBL ≤ 2.5	0	0	0	0
共计	51	43	52	41

和 Excel（Microsoft, Redmond, WA, USA）。统计的单位是患者个体，另外，在种植体水平也进行了统计学分析。自变量为患者年龄、性别、口腔状况、种植体位置、种植位点牙齿缺失的原因。对次要结果变量 MBL 进行事后功效分析，假定标准差为 0.3 mm，有 95% 的统计功效可以发现 0.5 mm 的组间差异。使用参数检验，对于连续变量采用 Students' t 检验比较治疗组间的差异（GG 和 GS），治疗组内的差异采用配对 t 检验进行比较，采用 Fisher's 精确检验比较标定数据和存活率。此外，标定数据还进行了描述性统计。种植体水平的 C/I 和 MBL 采用 Spearman 秩相关检验分析两者的相关性。$P < 0.05$ 认为是有统计学差异，没有进行多重性分析的调整。

结果

患者招募阶段从 2009 年 10 月到 2011 年 2 月。人口统计学资料、患者的检查结果、手术时间、手术花费的详细信息在前面有报道过（Thoma et al. 2015a）。共有 101 位患者、137 颗种植体进入了临床试验。附录 2 总结了基线的人口统计学资料、种植位点牙齿缺失原因和口腔情况。种植体位点分布见附录 3。97 位患者和 132 颗种植体可用于在 FU-1 时再评估。7 颗种植体初期稳定性不足，进行了两段式手术操作，其中 5 颗在上颌窦提升术组，2 颗在短种植体组。附录 4 介绍了患者的分配情况。

种植体存活率

在 FU-1 阶段，所有 97 位患者的 132 颗种植体在临床上都是稳定的，因此 CSR 为 100%。在考虑到“最坏情况”（所有失访患者的种植体都认为失败）下，GG 组的 CSR 为 98.6%（1 颗种植体失访），GS 组的 CSR 为 97.0%（2 颗种植体失访）（$P > 0.05$）。

边缘骨高度变化

患者水平的组间 MBL 比较分析见表 1。在 GG 组中，分别有 52 颗、51 颗、52 颗种植体的 X 线片用于 Δ（IP–PR）、Δ（IP– FU-1）和 Δ（PR– FU-1）的计算，而在 GS 组中，分别有 52 颗、43 颗、41 颗种植体的 X 线片用于 Δ（IP–PR）、Δ（IP– FU-1）和 Δ（PR– FU-1）的计算。两组的边缘骨在从 IP 至 FU-1 都有显著性减少。然而，MBL 从 PR 至 FU-1 则没有显著性改变。两组在任何时间点上都没有显著性差异（表 1），表 2 分别展示了从 IP 至 FU-1、从 PR 至 FU-1 的 MBL 在种植体水平的分布。

从 PR 至 FU-1 的平均边缘骨高度变化的患者累计百分比见图 2。

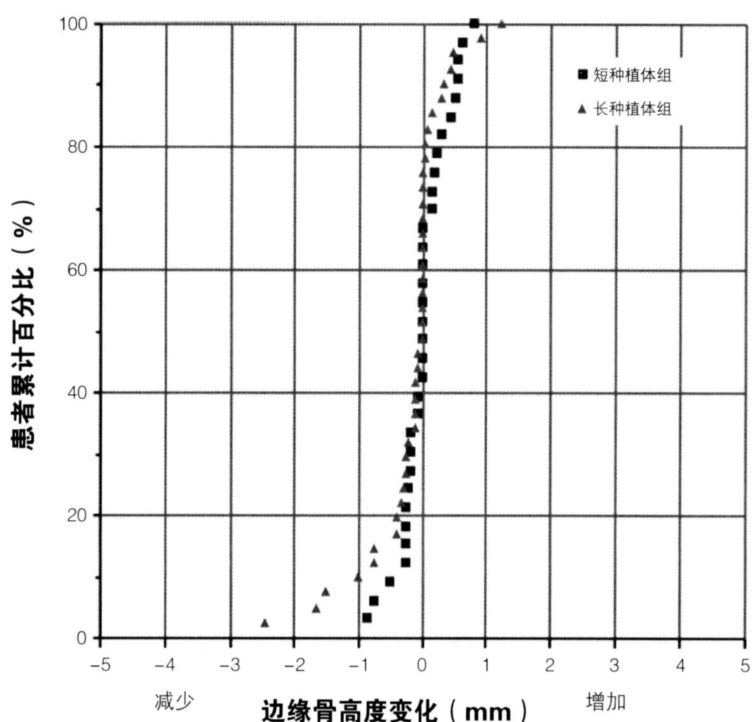

图 2 从 PR 至 FU-1，两组间平均边缘骨高度变化（增加 / 减少）的患者累计百分比

表 3 FU-1 时，种植体 BoP 阳性的比例：组间比较

	GG 种植体数量（%）	GS 种植体数量（%）	P 值
BoP+	27（38%）	36（53%）	$P = 0.034$（Fisher 精确检验）
BoP–	41（58%）	25（37%）	
脱落	2	6	
共计	70	67	

临床检查指标

在 FU-1 测得 GG 和 GS 的 PPD 分别为（2.3 ± 1.4）mm 和（2.8 ± 0.9）mm，没有统计学差异（$P = 0.1$）。另外，在 FU-1 测得两组间的 PCR 也没有统计学差异（$P = 0.2$）。然而，在 FU-1 测得

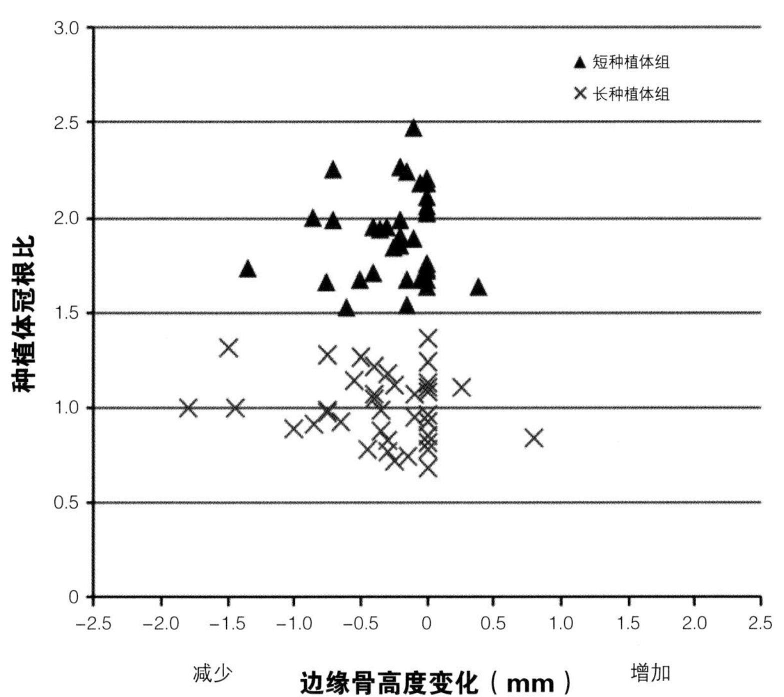

图 3 从 IP 至 FU-1，两组间平均 MBL（增加 / 减少）相对于 C/I 的分布，种植体水平分析

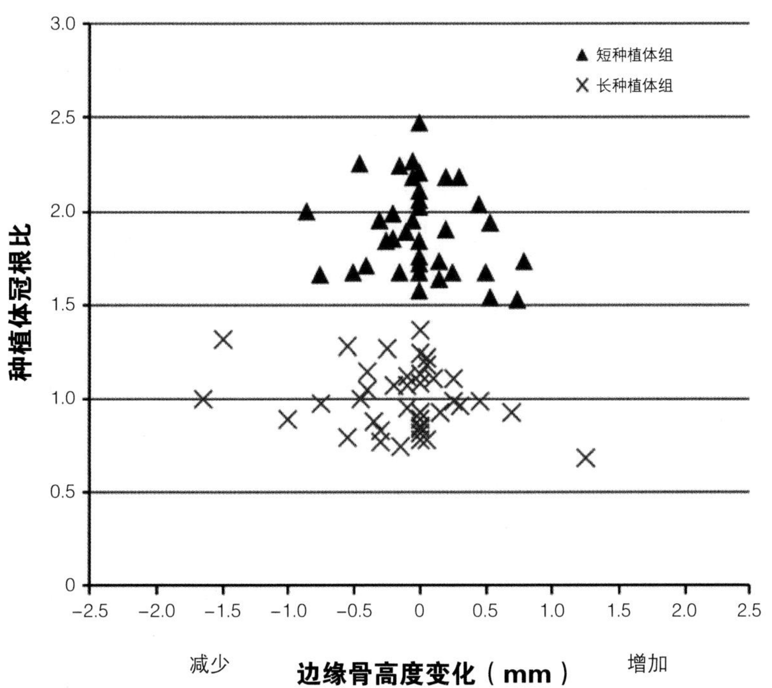

图 4 从 PR 至 FU-1，两组间平均 MBL（增加 / 减少）相对于 C/I 的分布，种植体水平分析

的 BoP 在两组间有显著性差异（$P=0.038$），GS 中有 BoP 的个体数量更高，GG 和 GS 组中种植体有 BoP 的百分比分别为 38% 和 53%（表 3）。

根据欧洲牙周病学联合会病例定义（Sanz & Chapple 2012），由于 BoP 阳性种植体中没有 MBL > 1 mm 的，因此表示了在 1 年的负重后，出现了种植体周围黏膜炎。附录 5 展示了 BoP 位点分布。

种植体冠根比

GG 和 GS 组的平均冠长分别为（1.85 ± 1.7）mm 和（11.22 ± 1.4）mm，有显著性差异（$P=0.049$）。GG 和 GS 组的 C/I 分别为 0.99 ± 0.17 和 1.86 ± 0.23，有显著性差异（$P<0.001$；CI = 95%：−0.96，−0.83）。

图 3 和图 4 显示了从 IP 至 FU-1 和从 PR 至 FU-1，GG 和 GS 组的 MBL 相对于 C/I 的分布。两者的 Spearman 秩相关系数在 GG 和 GS 组分别为 0.21（$P=0.13$）和 −0.13（$P=0.38$），没有统计学意义。

讨论

在目前的多中心随机对照研究中，萎缩的上颌后牙区单独使用短种植体与长种植体联合使用上颌窦提升术在负重 1 年后有相似的临床和影像学结果。

两组种植体存活率在统计学上没有显著性差异。本研究得出的 CSR 与既往关于种植体联合上颌窦提升术的研究（Pjetursson et al. 2008; Nkenke & Stelzle 2009; Del Fabbro et al. 2013）和在上颌后牙区使用短种植体的研究（Pistilli et al. 2013; Gulje et al. 2014）相一致。另外，系统性综述和随机对照临床试验（Esposito et al. 2014; Gulje et al. 2014; Lee et al. 2014; Thoma et al. 2015b）表明，短种植体（< 8 mm）在短期的存活率与长种植体联合上颌窦提升术相似。

为了保证长期的临床使用效果，使用短种植体时，保持稳定的边缘骨高度显得更加重要（Monje et al. 2013）。MBL 是公认的用于评估植体周围骨组织反应的参数（Salvi & Lang 2004），本研究中的平均 MBL 在 GS 和 GG 组分别是（-0.22 ± 0.4）mm 和（-0.37 ± 0.59）mm。此外，GS 和 GG 组中分别有 93% 和 84% 的种植体在戴入修复体到负重1年后的时间内骨吸收 < 0.5 mm，MBL的水平比其他在后牙区使用不同类型短种植体的研究要小（Renouard & Nisand 2005; Rossi et al. 2010; Pistilli et al. 2013）；例如最近一个使用同样试验设计的研究，在上颌后牙区使用短种植体，行使功能1年后，平均MBL为（−1.02 ± 0.06）mm（Pistilli et al. 2013）。本研究得出较小的MBL与别的使用相同类型种植体的研究结果相一致（Gulje et al. 2013, 2014），可能是与种植体的设计和表面加工形态有关系，本研究的种植体使用的是平台转移的连接，有几个动物和人体研究表明使用平台转移连接的种植体，MBL要显著小于使用对接连接的种植体（Chrcanovic et al. 2015）。此外，种植体最冠方的微螺纹设计表明可以改善骨组织的反应（Orsini et al. 2012），临床试验显示，当微螺纹设计延伸至种植体颈部时，有更强抵抗骨吸收和保持骨高度稳定的能力（Shin et al. 2006; Bratu et al. 2009）。对于本研究使用的种植体，体外和动物研究都表明用氟化改性的微粗糙植体表面可以提高种植体与骨的连接（Berglundh et al. 2007），即使在C/I高和骨质差这种具有挑战性的临床条件下，氟化改性的表面也可以在维持稳定的边缘骨高度方面发挥重要的作用（Ellingsen et al. 2004; Berglundh et al. 2007）。

本研究设计允许种植体通过穿龈基台愈合（一阶段）或埋入口腔黏膜下愈合（两阶段），这两组愈合方式对于软硬组织改建的影响在之前的动物和临床研究中进行过（Collaert & De Bruyn 1998; Abrahamsson et al. 1999），显示没有统计学差异。

本研究使用PPD和BoP评价种植体周围软组织状况，尽管两组的PPD相类似，PCR没有显著性差异，但是GS组有显著增高的BoP。BoP作为一颗牙齿和种植体诊断指标的重要性在以往的研究有被提及（Lang et al. 1986; Luterbacher et al. 2000），资料显示缺乏BoP对于疾病的进展有很高的阴性预测价值。相反，单一的BoP阳性在反映疾病进展方面的能力是有争议的（Lang et al. 1986）。由于MBL和PPD在两组间没有显著性差异，GS组中较高的BoP在此时的意义可能微不足道，进一步的评估需要更长的随访时间。

在一项前瞻性研究中，提出在种植体植入并且骨改建完成后，出现BoP和1/1.5 mm的边缘骨吸收的表现作为种植体周围炎的定义（Sanz & Chapple 2012）。本研究中，只有GG组中的4例种植体在PR至FU-1阶段出现了MBL ≤ −1 mm的现象（表2），但是这些种植体位点都没有BoP。

C/I一直被认为是种植体支持修复获得长期成功的一个关键因素，理想的C/I认为是0.5~1（Glantz & Nilner 1998），然而，最近的系统性综述和Meta分析并不能证实这一个临床建议。相反，不良的C/I反而有更小的MBL（Blanes 2009; Garaicoa-Pazmino et al. 2014），目前的研究部分证实了这个结果。本研究中，C/I在GS组要显著高于GG组，但是两组的MBL并没有显著性差异，而且C/I和MBL的相关性并没有统计学意义，考虑到所有种植体都用非夹板式单冠修复，这个结果更加有意义。但是，必须谨慎对待C/I和MBL间没有显著相关性，因为本研究中，C/I都是小于2.5的（图3），最近有研究报道，当解剖冠长和临床冠长与种植体长度的比例分别高于3.4和3.1时，可以观察到明显的边缘骨吸收（Malchiodi et al. 2014）。不良的C/I还会引起的另一个常见问题就是修复失败，实际上当C/I > 1.5和冠高度 > 15 mm时，会增加修复体发生机械损坏的风险（Nissan et al. 2011; Quaranta et al. 2014）。

在本研究中，GG和GS组的解剖冠长分别为（11.85 ± 1.7）mm和（11.22 ± 1.4）mm，GG组要显著高于GS组，但是都小于15 mm，15 mm被认为是一个增加修复失败风险的阈值（Nissan et al. 2011; Quaranta et al. 2014），这可能部分解释了为什么行使功能的第一年内，只发生了6个与基台和螺丝失败相关的并发症事件，两组间没有显著性差异（Thoma et al. 2015a）。这与Mezzomo等（2014）的结果相一致，在系统性综述和Meta分析中显示，后牙区使用短种植体支持非夹板式修复的修复体并发症的发生率为2.8%（CI = 1.4%~5.7%）。

在本研究有限的范围内和短为1年负重的观察期内，临床和影像学结果显示在萎缩的上颌后牙区两种治疗选择都是成功的。因此，这可能有助于临床上从选择使用长种植体联合上颌窦提升术，逐渐转变到选择使用短种植体。

结论

在本研究有限的范围内，获得的结果显示，与长种植体（11~15 mm）联合上颌窦提升术（侧面开窗）相比，短种植体（6 mm）能获得相似的临床和影像学结果。此外，GS组中较高的C/I对MBL似乎没有明显的影响，并且在1年的观察期内修复体的并发症发生率也不高，但是仍需要更长时间的随访数据来证实这些结果。

附录 1 研究步骤和时间线

	筛选（SC）	种植体植入（IP）	缝线拆除（SR）	印模制取（IM）	修复体戴入（PR）	1 年随访（FU-1）
时间线			IP+1~2 周	IP+26 周（±7 天）	IP+26~30 周（±7 天）	IP+12 个月（±1 个月）
知情同意	X					
个体资料统计	X					
治疗 / 手术史	X					
纳入 / 排除标准	X					
口腔检查	X					
随机分组		X				
影像学检查	X	X			X	X
口腔健康影响程度量表	X		X		X	X
种植体周围黏膜情况（BoP,PPD）						X
菌斑指数记录（PCR）						X
健康经济学	X	X				
AE/ADE（不良事件 / 不良设备效应）		X	X	X	X	X
种植体稳定性		X		X	X	X
临床照片	X	X	X	X	X	X

附录 2 研究人群的人口统计学资料

	GG 组	GS 组	共计	*P* 值
种植体数量	70	67	137	
患者数量	51	50	101	
年龄				
平均 ± 标准差（范围）	51 ± 12.8（20~77）	50 ± 14.06（23~76）	55.5（20~77）	> 0.7 Students' *t* 检验
性别				
女	23	29	52	0.27
男	28	21	49	卡方检验
吸烟情况				
不吸烟	23（45%）	32（64%）	55	
经常吸烟	15（29%）	10（10%）	25	> 0.16
偶尔吸烟	13（26%）	8（16%）	21	卡方检验
失牙原因				
龋坏 / 牙体原因	58	62	120	
牙周原因	5	2	7	
外伤	1	0	1	
其他	2	3	5	
不清楚	3	4	9	
口腔情况				
过度角化	0	0	0	
增生	0	0	0	
白斑	1	0	1	
牙周炎	12	9	21	
磨牙症	0	1	1	
其他	1	2	3	

附录 3 种植体位点分布

牙齿位点	#14	#15	#16	#17	#24	#25	#26	#27
GG 组	0	6	21	6	4	10	18	5
GS 组	3	11	23	4	0	6	13	7
共计	3	17	44	10	4	16	31	12

附录 4 患者分流和随机化分组

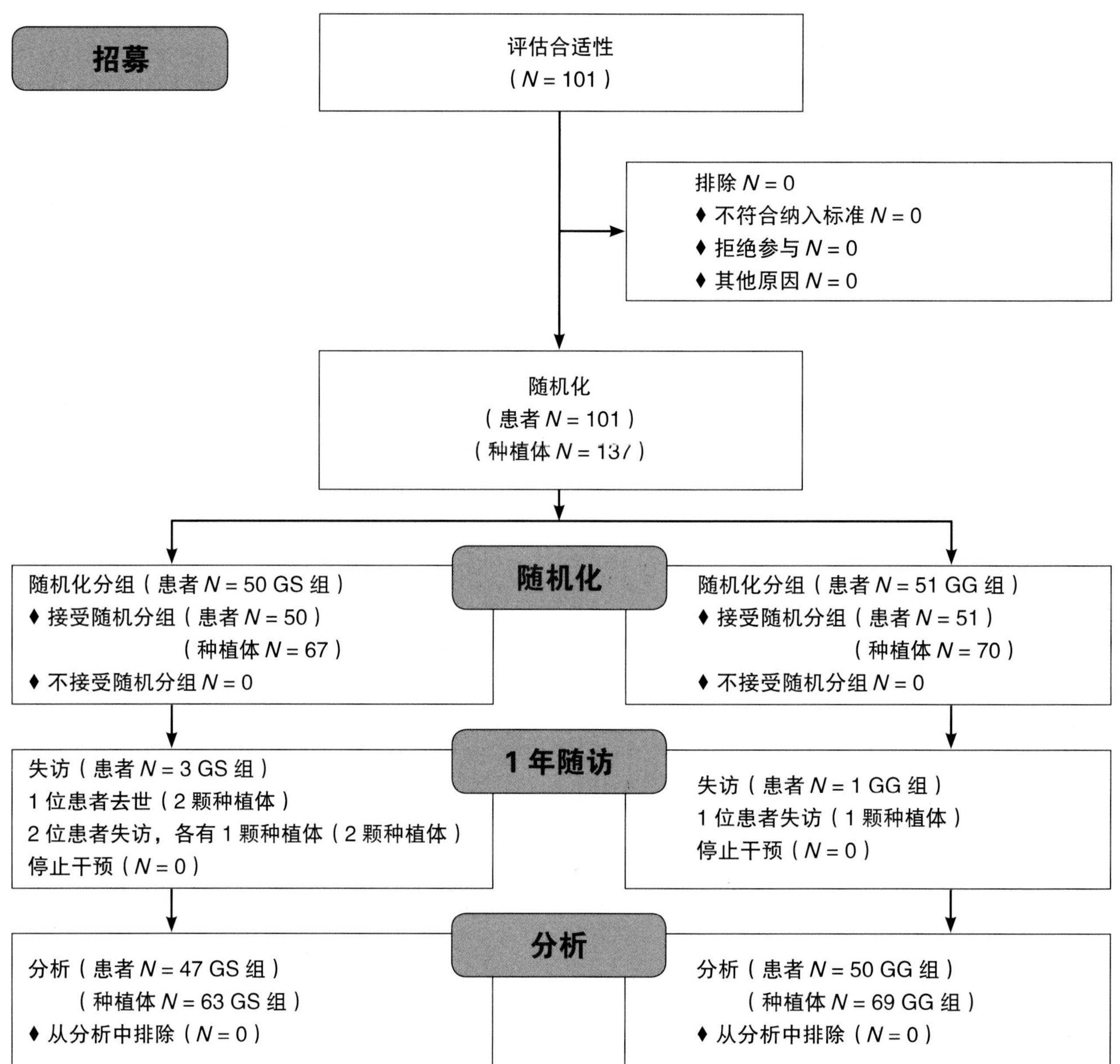

附录 5 BoP 位点分布

	GG 组	GS 组	共计
表面数量	272	244	516
有 BoP 的表面数量	42	54	96
有 BoP 的表面比例（%）	15.4	22.1	18.6

2011; 38: 856–863

Journal of Clinical Periodontology

种植体长度对早期失败率的影响：一项基于观察性研究的 Meta 分析

Impact of dental implant length on early failure rates: a meta-analysis of observational studies

Pommer B, Frantal S, Willer J, Posch M, Watzek G, Tepper G

王勤涛 审　许乐檬 译

摘要

目的：为了验证种植体长度的不同（短种植体：最小长度 7 mm；长种植体：长度 ≥ 10 mm）在失败率上并没有差别，进行了一项对观察性研究的 Meta 分析。

材料与方法：进行自动和人工搜索以确定符合条件的文献。在学者们提供额外数据的支持下，纳入了 54 篇文献（19083 颗种植体）。

结果：种植体植入下颌骨的第一年里，不能驳回种植体的长度对修复负重失败率没有影响这个假说。对于表面光滑的短种植体，在上颌前部比值比（OR = 5.4）和上颌后部比值比（OR = 3.4）可以证实种植体长度有显著影响；而在上颌前牙区，粗糙表面的短种植体失败率会有所增加。种植体直径和义齿类型对短种植体失败率的影响不明显。

结论：在牙槽骨高度不足的区域应用短种植体可能减少对牙槽嵴骨增量术的需求。

关键词：直径；失败率；长度；短种植体；存活率

种植体可以替代天然牙为固定和活动义齿提供可靠的基础（Stellingsma et al. 2004）。由于牙槽嵴吸收和上颌窦底过低引起的牙槽骨高度降低是种植体植入的一个主要限制（Tawil & Younan 2003）。克服这种限制的外科治疗方法包括牙槽嵴骨增量术或仅使用短种植体（das Neves et al. 2006）。使用短种植体的主要优点是可通过避免进行较大创伤的骨手术来降低供体部位发病率、减少额外治疗时间和经济负担（Nedir et al. 2004）。其他优点还包括降低上颌窦穿孔和下颌骨感觉异常的风险，以及可能避免手术前诊断性 X 线摄影（Misch et al. 2006; Morand & Irinakis 2007）。良好的临床效果使得这项技术被广泛应用（Romeo et al. 2006; Tawil et al. 2006; Maló et al. 2007）。然而，植入长度在 10mm 以下的种植体失败率或许会有所增加（Bahat 2000; Attard & Zarb 2003; Weng et al. 2003），在修复阶段或种植体负重的第一年内出现失败的情况。

目前关于短种植体可靠性和适应证的争议仍然存在。系统性综述并没有表示种植体长度和种植体成功率之间的明显相关性，且随机对照试验（RCTs）的证据仍然缺失（Hagi et al. 2004; Stellingsma et al. 2004; das Neves et al. 2006; Renouard & Nisand 2006; Kotsovilis et al. 2009）。RCTs 的 Meta 分析是评估临床试验证据的金标准（Sterne et al. 2001）；然而，非随机研究 Meta 分析评价中所允许的干预措施在 RCTs 调查中是不可行的（Deeks et al. 2003; Reeves & Gaus 2004）。由于足够骨量的颌骨区域中植入短种植体进行 RCTs 是不合伦理的，因此决定进行前瞻性观察研究的 Meta 分析。本研究的目的是验证在植入后 1 年内短种植体对种植体失败率并没有影响的假设。

材料与方法

文献检索与选择

检索 1998 年 1 月至 2008 年 1 月出版的相关英文文献，包括对 MEDLINE、EMBASE 和 CENTRAL 的电子检索和 29 个期刊的人工检索。纳入标准如下：（1）前瞻性临床调查，定义为在常规治疗决策过程中确定分组的观察性研究（Higgings & Green 2008），根据既定标准报告种植体负重第一年内的种植失败率（Albrektsson et al. 1986）。（2）在没有进行骨增量的颌骨中植入钛种植体，并在 3~6 个月的常规愈合期后负重（Degidi et al. 2006）。（3）种值体长度 < 10 mm（最小长度：7 mm）。有全身疾病或 20 岁以下患者的未予考虑。2 位审稿人（B. P. 和 G. T.）独立地筛选了搜索结果的标题和摘要。依据纳入标准对所有被审稿人认为有资格纳入的论文全文进一步评估。通过协商解决不同意见。当对同一患者的多个报告被纳入时，选取最近的出版文献。

数据提取与收集

在筛选的 1363 篇文章中，选择了 119 篇文献作为初步候选，并进行了两次数据提取。使用 Newcastle -

Ottawa scale（NOS）评价文献质量（Wells et al. 2001）。NOS评级获得超过7星（满分9星）的文献被评价为"高质量文献"（Chak et al. 2009）。在每次试验中记录下列信息：种植体系统和表面纹理，失访种植体的数量，以及修复体的类型。根据种植体尺寸和颌骨位置对种植体数据进行细分；然而，大多数的研究没有详细说明种植体的长度和直径在失败因素当中的占比。由于文献中所提供的信息不适当或信息有限，分析第一年内观察到的数据得到的结果较少。因此，我们联系了95名学者以获取更多的补充结果（119篇文献）。相应的学者通过邮件、传真和电子邮件收到准备好的数据表格，并在3个月和6个月后收到后续提醒。如果在8个月的编辑时间内没有获得所需的信息，则文献不予考虑。在参考学者提供额外数据后，最终选择了54个试验纳入研究（图1）。

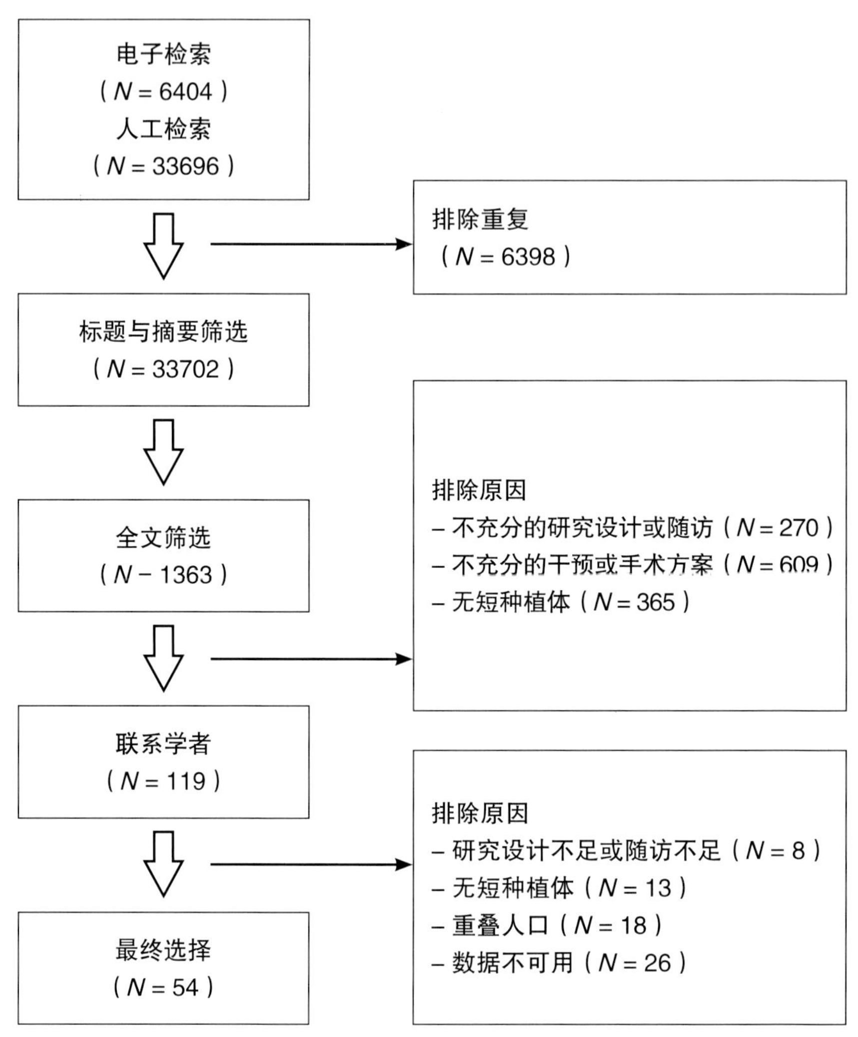

图1 搜索过程的流程图，显示文献数量（N）的排除、排除阶段和排除原因

定量数据整合

检查植体负重第一年内种植体失败的数据，失败的定义为种植体松动、感染、疼痛、种植体周围放射性或渐进性边缘骨吸收（Albrektsson et al. 1986）。对失访患者的种植体未进行分析。而后进行了两种类型的分析：（1）研究比较：评估种植体长度、直径和表面纹理对失败率的影响，Mantel-Haenszel的总体优势比测试，每个研究中的比值比（包括95%置信区间）进行Fischer精确检验，以及进行Woolf's的统计异质性测试。为了校正多重测试（对于3个整体的Mantel-Haenszel试验），应用Bonferroni校正的双侧显著性水平标准为0.05 / 3 = 0.0167。为了评估种植体长度的影响，在下列位置分别进行了光滑表面种植体和粗糙表面种植体测试：上颌前部、上颌后部、下颌前部、下颌后部。在上述的每个分析中，每组中至少有10颗种植体。（2）描述性分析：收集所有54篇文献的数据，根据种植体直径和义齿类型计算失败率和95%置信区间（基于二项式检验）。所有分析都是使用R 2.4.0（R Foundation for Statistical Computing, Vienna, Austria）进行的。

结果

54篇纳入文献的平均NOS得分为7.2 ± 0.5，介于7~9之间，表明纳入研究的方法学质量较高（表1）。共19563颗种植体，其中480例种植体在第一年内因患者失访无法分析（平均失访率：2%）。在19083颗种植体中，40.1%位于上颌，59.9%位于下颌。49.3%的种植体位于切牙和尖牙区域（前部位置），其余位于前磨牙和磨牙区域（后部位置）。根据其表面纹理，将种植体分为8686颗光滑表面种植体和10397颗粗糙表面种植体（Khang et al. 2001）。1880颗种植体支持式固定修复体（单冠或固定局部义齿）和6865颗种植体支持式可摘义齿。种植体平均直径为4.0 mm（范围：2.75 ~ 6.5 mm）：2568颗被归为窄直径种植体（直径 < 3.75 mm），16515颗被归为常规直径种植体（直径 > 3.75 mm）。种植体长度为7~20 mm：2581颗种植体长度 < 10 mm（短种植体），16502颗种植体长度 ≥ 10 mm。

在40个试验中进行了短种植体和长种植体的比较，并显示为森林图

表 1 54 篇纳入文献的描述性信息

文献	种植体总数	种植体失败数	种植体失访数	种植体系统	种植体表面	义齿类型
Arvidson et al.（1998）	618	7	9	Astra Tech	光滑	固定
Astrand et al.（2000）	167	12	0	Straumann	粗糙	固定
Astrand et al.（2004a）	371	9	0	Various	二者均有	固定
Astrand et al.（2004b）	150	3	0	Various	二者均有	固定
Attard and Zarb（2003）	398	18	5	Nobel Biocare	光滑	固定
Bahat（2000）	652	25	35	Nobel Biocare	光滑	固定
Bakke et al.（2002）	24	0	0	Astra Tech	光滑	可摘
Balleri et al.（2002）	45	0	0	Nobel Biocare	光滑	固定
Behneke et al.（2000）	114	0	0	Straumann	粗糙	固定
Behneke et al.（2002）	340	4	7	Straumann	粗糙	可摘
Bergkvist et al.（2004）	144	5	0	Straumann	粗糙	固定
Bischof et al.（2004）	43	1	0	Straumann	粗糙	固定
Bischof et al.（2006）	259	2	4	Straumann	粗糙	固定
Brocard et al.（2000）	830	11	0	Straumann	粗糙	二者均有
Degidi et al.（2006）	521	3	0	Friatec	粗糙	固定
Deporter et al.（1998）	20	0	0	Endopore	粗糙	固定
Deporter et al.（1999）	156	6	0	Endopore	粗糙	可摘
Deporter et al.（2001a）	48	0	0	Endopore	粗糙	固定
Deporter et al.（2001b）	149	4	0	Endopore	粗糙	固定
Eliasson et al.（2000）	476	2	0	Nobel Biocare	光滑	固定
Ferrigno et al.（2002）	1044	4	0	Straumann	粗糙	二者均有
Friberg et al.（2000）	247	6	4	Nobel Biocare	光滑	二者均有
Friberg et al.（2003）	88	8	0	Nobel Biocare	光滑	固定
Friberg et al.（2005）	451	5	60	Nobel Biocare	粗糙	二者均有
Gaucher et al.（2001）	688	5	3	Implant Innovations	粗糙	二者均有
Gotfredsen and Karlsson（2001）	128	2	18	Astra Tech	二者均有	固定
Grunder et al.（1999）	219	3	14	Implant Innovations	粗糙	二者均有
Hallman（2001）	182	1	1	Straumann	粗糙	二者均有
Jemt and Johansson（2006）	450	9	20	Nobel Biocare	光滑	固定
Khang et al.（2001）	432	36	20	Implant Innovations	二者均有	二者均有
Künzel et al.（2002）	432	1	12	Straumann	粗糙	二者均有
Mattsson et al.（1999）	86	1	0	Nobel Biocare	光滑	固定
Moheng and Feryn（2005）	266	9	0	Various	粗糙	二者均有
Nedir et al.（2006）	522	2	25	Straumann	粗糙	二者均有
Ortorp and Jemt（2004）	367	0	11	Nobel Biocare	光滑	可摘
Palmer et al.（2005）	21	0	2	Astra Tech	粗糙	固定
Preiskel and Tsolka（2004）	269	5	2	Nobel Biocare	光滑	固定
Renouard et al.（1999）	59	4	0	Nobel Biocare	光滑	固定
Romeo et al.（2002）	187	0	4	Straumann	粗糙	固定
Romeo et al.（2003）	100	2	0	Various	二者均有	固定
Romeo et al.（2004）	759	2	0	Straumann	粗糙	二者均有
Romeo et al.（2006）	265	0	0	Straumann	粗糙	二者均有
Sethi et al.（2000）	2261	33	141	Various	二者均有	二者均有
Tangerud et al.（2002）	85	5	0	Nobel Biocare	光滑	固定
Tawil and Younan（2003）	253	4	9	Nobel Biocare	光滑	固定
Tawil et al.（2006）	244	0	0	Nobel Biocare	光滑	固定
Testori et al.（2001）	485	6	34	Implant Innovations	粗糙	固定
Visser et al.（2006）	196	8	0	Various	二者均有	可摘
Weng et al.（2003）	874	41	9	Implant Innovations	光滑	固定
Wennerberg et al.（2001）	538	1	4	Nobel Biocare	光滑	可摘
Widmark et al.（2001）	117	5	9	Nobel Biocare	光滑	二者均有
Widmark et al.（2003）	194	3	16	Nobel Biocare	光滑	二者均有
Willer et al.（2003）	1250	11	2	Friatec	粗糙	二者均有
Wismeijer et al.（1999）	281	4	0	Straumann	粗糙	可摘

Astra Tech AB（Mölndal, Sweden）, Straumann AG（Waldenburg, Switzerland）, Nobel Biocare（Gothenburg, Sweden）, Friatec（Mannheim, Germany）, Implant Innovations（West Palm Beach, FL, USA）, Endopore（Innova Corporation, Toronto, ON, Canada）

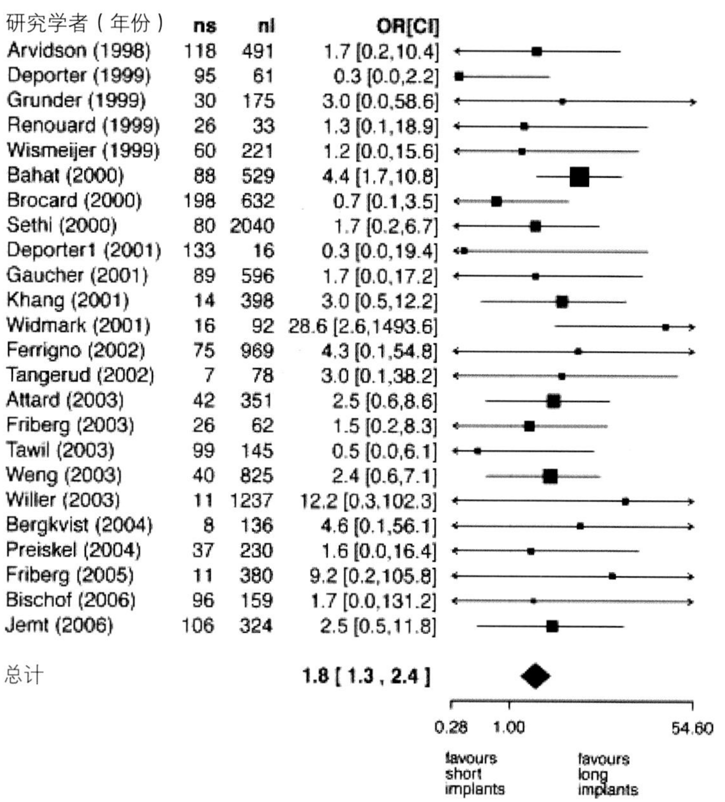

图 2 森林图：每个研究中短种植体（ns）和长种植体（nl）的数量和 95% 置信区间（CI）的比值比（OR）。种植体数量 < 10 颗以及 OR = 0、OR = ∞或 OR 值不可估计的除外

（图 2）。整体上短种植体与较长的种植体相比表现出的失败率更高 [比值比（OR）= 1.8]，在上颌前部（OR = 6.1）和后部（OR = 3.6）观察到显著差异，而下颌（表 2）中没有观察到显著差异。粗糙表面种植体的失败率明显低于光滑表面的种植体（OR = 3.6），因此分别进行了测试：光滑表面种植体受种植体长度的显著影响，上颌整体、前部和后部的 OR 值分别为 2.2、5.4、3.4，但没有明显的证据可以证实粗糙表面种植体受种植体长度影响（OR = 1.1）。在上颌前部，粗糙表面短种植体失败率显著增加（1.4% vs 0），因为没有长种植体的失败，所以 OR 无法计算。总之，除了上颌光滑表面种植体和上颌前部的粗糙表面种植体，尚不能否定在种植体植入后第一年长度减少并不影响种植效果的假设。

窄直径和常规直径的光滑表面（OR = 1.1）或者粗糙表面（OR = 1.0）种植体之间并没有显著差异；显著的异质性仅在种植体直径比较中可

表 2 种植体长度对种植体失败率的影响（研究比较）：比值比（OR）与 95% 置信区间（$CI_{95\%}$）、文献数量（N）、Mantel-Haenszel tests（MH）的检验统计量、行使功能 1 年后的失败率，长短种植体的样本量（n）：短（> 7 mm，< 10 mm），长（≥ 10 mm）

	OR[$CI_{95\%}$]	N	MH（P）	短种植体失败率	长种植体失败率
所有种植体					
所有位置	1.8 [1.3~2.5]	40	13.3 （P < 0.001）	2.5% （n = 2223）	1.6% （n = 14158）
上颌前部	6.1 [2.2~17.3]	7	16.7 （P < 0.001）	4.4% （n = 203）	0.6% （n = 801）
上颌后部	3.6 [1.4~4.9]	13	12.0 （P = 0.001）	4.1% （n = 464）	2.3% （n = 1579）
下颌前部	0.8 [0.3~2.0]	10	0.4 （P = 0.550）	1.4% （n = 420）	1.1% （n = 2241）
下颌后部	0.9 [0.4~1.7]	22	0.2 （P = 0.678）	1.1% （n = 934）	1.7% （n = 3669）
光滑表面种植体					
所有位置	2.2 [1.5~3.3]	17	16.2 （P < 0.001）	4.1% （n = 897）	2.2% （n = 6094）
上颌前部	5.4 [1.9~15.7]	3	12.8 （P < 0.001）	6.0% （n = 134）	1.1% （n = 440）
上颌后部	3.4 [1.7~6.6]	4	15.7 （P < 0.001）	11.8% （n = 136）	3.7% （n = 816）
下颌前部	0.8 [0.2~3.6]	3	0.1 （P = 0.760）	1.0% （n = 196）	1.2% （n = 1057）
下颌后部	1.1 [0.5~2.3]	8	0.0 （P = 0.856）	2.2% （n = 367）	3.1% （n = 1539）
粗糙表面种植体					
所有位置	1.1 [0.6~2.1]	22	0.1 （P = 0.733）	1.2% （n = 1298）	0.7% （n = 7544）
上颌前部	∞	4	7.9 （P = 0.005）	1.4% （n = 69）	0（n = 361）
上颌后部	0.9 [1.7~4.2]	9	0.0 （P = 0.826）	0.9% （n = 328）	0.8% （n = 763）
下颌前部	0.7 [0.2~2.4]	8	0.3 （P = 0.575）	1.8% （n = 224）	1.0% （n = 1184）
下颌后部	0.5 [0.1~2.3]	13	0.8 （P = 0.365）	0.4% （n = 555）	0.7% （n = 2076）

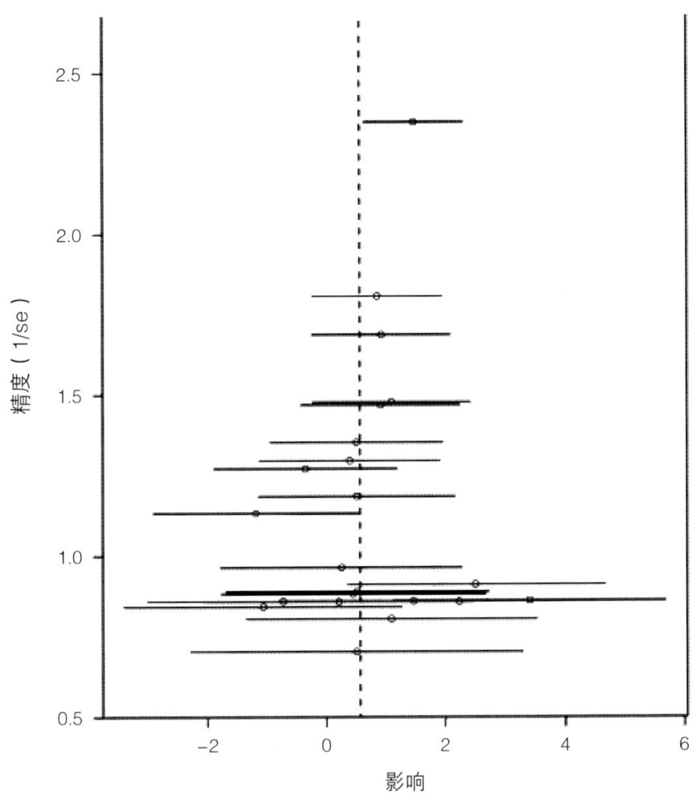

图 3　漏斗图：用于发表偏倚（1 / 标准误差与对数优势比）。只有有限标准误差的研究包括在内

观察到（$P = 0.01$）。漏斗图的对称性（图 3）并不表明存在发表偏倚（Sterne & Egger 2001）。描述性分析显示在上颌和下颌部位（表 3），窄直径短种植体与常规直径短种植体相比，失败率并没有增加。没有发现短种植体支持固定义齿的失败率高于支持可摘义齿，然而仅对于下颌前部的种植体才可以直接比较。

讨论

尽管种植体长度与成功之间的线性关系从未被证实，种植领域一直以来都有一个原则，即种植体较长，可保证较低的失败率（Lee et al. 2005）。增加短种植体表面积的临床策略包括使用粗糙表面种植体以及更宽的种植体直径（Tawil & Younan 2003）。然而，在目前的分析中，与常规直径种植体相比，短的窄直径种植体没有表现出更高的失败率。目前的 Meta 分析表明，如果不放置在上颌前部，具有最小长度为 7 mm

表 3　描述性分析（所有 54 项研究中汇集的数据）。种植体直径和义齿类型：行使功能 1 年后的失败率（%）[$CI_{95\%}$] 和长短种植体的样本量（N）：短（> 7 mm，< 10 mm）和长（≥ 10 mm）

	所有位置	上颌前部	上颌后部	下颌前部	下颌后部
窄直径（<3.75 mm）					
短	1.7 [0.6~3.9] N = 293	3.9 [0.5~13.5] N = 51	2.0 [0.0~10.4] N = 51	1.6[0.2~5.5] N = 129	0.0 [0.0~5.8] N = 62
长	1.3 [0.9~1.8] N = 2275	1.5 [0.8~2.5] N = 919	2.0 [0.7~4.3] N = 297	0.9 [0.4~1.8] N = 785	0.7 [0.1~2.6] N = 274
常规直径（≥ 3.75mm）					
短	2.6 [2.0~3.3] N = 2288	5.0 [2.5~8.7] N = 221	4.7 [3.0~6.8] N = 536	1.9 [1.0~3.4] N = 568	1.2 [0.6~2.2] N = 963
长	1.7 [1.5~1.9] N = 14227	2.1 [1.5~2.7] N = 2416	2.1 [1.6~2.7] N = 3155	1.1 [0.8~1.4] N = 4315	1.9 [1.5~2.3] N = 4341
支撑可摘义齿					
短	1.2 [0.2~3.5] N = 250	N = 0	N = 0	1.2 [0.2~3.5] N = 250	N = 0
长	1.2 [0.8~1.9] N = 1630	N = 0	N = 0	1.2 [0.8~1.9] N = 1630	N = 0
支撑固定义齿					
短	3.2 [2.3~4.3] N = 1200	4.0 [1.6~8.1] N = 174	5.7 [3.7~8.4] N = 403	1.6 [0.2~5.5] N = 129	1.2 [0.4~2.6] N = 494
长	2.3 [1.9~2.7] N = 6153	2.7 [1.9~3.8] N = 1238	2.8 [2.1~3.6] N = 1808	0.9 [0.4~1.6] N = 1231	2.4 [1.8~3.2] N = 1876
全部	1.8 [1.6~2.0] N = 19083	2.1 [1.7~2.7] N = 3607	2.5 [2.0~3.0] N = 4039	1.1 [0.9~1.4] N = 5797	1.7 [1.4~2.1] N = 5640

的粗糙表面种植体并不会增加种植体失败的概率。然而，短种植体在该区域的临床应用可能局限于无牙颌患者（仅通过分析种植体 1% 的小样本来说明），因为美学区中的单冠修复通常要求正确的种植体冠根向定位以达到长期审美效果（Chen & Buser 2009）。

寻找影响种植体成功的因素是近年来种植学研究的主要目标（Morand & Irinakis 2007）。在评估种植体失败率时，要考虑多个因素共同作用，因为它们对骨的形成和维持的相互作用都是重要的（Romeo et al. 2006）。在本 Meta 分析中，试图控制相关混杂变量（种植位置、直径、表面纹理、种植体放置时机、负重方式、义齿类型、成功标准和随访时间）。进一步的修复因素，如种植体冠根比、夹板固定、咬合面形态、悬臂长度、种植体系统、对颌牙列、磨牙症，在最近的调查中证明了并不是短种植体植入失败的因素（Nedir et al. 2004; Tawil et al. 2006; Maló et al. 2007）。一个潜在的混杂因素是由于一个个体中存在多颗种植体而导致的簇效应（Chuang & Cai 2006）。在解释这些结果时，应该清楚另一个重要问题是它们来自观察性研究。关于非随机研究证据的有效性有一些争论，因为它们更容易受到偏倚的影响（Deeks et al. 2003）。要评估的偏倚方面包括选择、表现、检测、损耗和发表偏倚（MacLehose et al. 2000）。选择偏倚（关于组间的可比性）可能由于非随机治疗分配而发生，因此，要特别关注混淆的评估（Higgings & Green 2008）。通过严格的纳入标准和质量评估的规范，试图降低表现偏倚（关于干预的真实度）、检测偏倚（关于正确的评估结果）和损耗偏倚（关于样本的完整性、随访和数据）。由于学者提供的附加信息、文献的质量是没有问题的。表现偏倚被降到最低，因为只有 6 个研究将重点放在种植体长度的主题上。尽管研究表明，第一年对于短种植体的成功是至关重要的，研究人员仍然强调了早期种植体植入失败的情况不该被用来评估种植体远期效果的观点（Maló et al. 2007）。

本 Meta 分析证实了多中心回顾性研究的假设（Misch et al. 2006; Maló et al. 2007），即种植体直径的增加不能补偿长度减少带来的影响。需要进一步的研究以明确窄直径种植体在临床适应证和远期效果方面的局限性（Renouard & Nisand 2006）。目前的结果与系统性评价是一致的，即种植体长度 < 7mm 时失败率会增加（Hagi et al. 2004; das Neves et al. 2006）。仍然需要研究来回答的一个问题是，在具体什么最小植入长度的情况下，种植体失败的风险实际增加了。为了比较放置在原有颌骨中的短种植体和放置在已行骨增量术的颌骨中的较长种植体的失败率，还需要进行随机对照研究（Graziani et al. 2004）。

参考文献

[1] Albrektsson, T., Zarb, G., Worthington, P. & Eriksson, A. R. (1986) The long-term efficacy of currently used dental implants: a review and proposed criteria of success. The International Journal of Oral & Maxillofacial Implants 1, 11–25.

[2] Arvidson, K., Bystedt, H., Frykholm, A., von Konow, L. & Lothigius, E. (1998) Five-year prospective follow-up report of the Astra Tech Dental Implant System in the treatment of edentulous mandibles. Clinical Oral Implants Research 9, 225–234.

[3] Astrand, P., Anzén, B., Karlsson, U., Sahlholm, S., Svärdström, P. & Hellem, S. (2000) Nonsubmerged implants in the treatment of the edentulous upper jaw: a prospective clinical and radiographic study of ITI implants – results after 1 year. Clinical Implant Dentistry and Related Research 2, 166–174.

[4] Astrand, P., Engquist, B., Dahlgren, S., Gröndahl, K., Engquist, E. & Feldmann, H. (2004a) Astra Tech and Brånemark system implants: a prospective 5-year prospective study of marginal bone reactions. Clinical Oral Implants Research 15, 413–420.

[5] Astrand, P., Engquist, B., Anzén, B., Bergendal, T., Hallman, M., Karlsson, U., Kvint, S., Lysell, L. & Rundcranz, T. (2004b) A three-year follow- up report of a comparative study of ITI Dental Implants and Brånemark System implants in the treatment of the partially edentulous maxilla. Clinical Implant Dentistry and Related Research 6, 130–141.

[6] Attard, N. J. & Zarb, G. A. (2003) Implant prosthodontic management of partially edentulous patients missing posterior teeth: the Toronto experience. The Journal of Prosthetic Dentistry 89, 352–359.

[7] Bahat, O. (2000) Brånemark system implants in the posterior maxilla: clinical study of 660 implants followed for 5 to 12 years. The International Journal of Oral & Maxillofacial Implants 15, 646–653.

[8] Bakke, M., Holm, B. & Gotfredsen, K. (2002) Masticatory function and patient satisfaction with implant-supported mandibular overdentures: a prospective 5-year study. The International Journal of Prosthodontics 15, 575–581.

2011; 38: 667–676

Journal of Clinical Periodontology

部分无牙颌患者植入短种植体（< 10 mm）预后的系统性综述

A systematic review of the prognosis of short (< 10 mm) dental implants placed in the partially edentulous patient

Telleman G, Raghoebar GM, Vissink A, den Hartog L, Huddleston Slater JJR, Meijer HJA　　　李成章 审　吴慧萍 译

摘要

目的：本研究通过对文献的系统性综述，评估了在部分无牙颌患者植入短种植体（长度 < 10 mm）的存活率。

材料与方法：在 MEDLINE（1980 年至 2009 年 10 月）和 EMBASE（1980 年至 2009 年 10 月）电子数据库中进行系统搜索，以确定符合条件的研究。2 位评估员使用特定的与研究设计相关的质量评估表格，独立地评估论文的方法学质量。

结果：本综述纳入了 29 种方法学满足条件的研究，对 2611 颗短种植体（长度为 5~9.5mm）的分析显示随种植体长度增加，种植体存活率增加（从 93.1% 至 98.6%），并通过分组分析探讨了各研究之间的异质性。失败率在上颌的累计评估为 0.010 颗种植体 / 年，而在下颌为 0.003 颗种植体 / 年；对于纳入吸烟者的研究，失败率是 0.008 颗种植体 / 年，而在排除吸烟者的研究中是 0.004 颗种植体 / 年。种植体表面形态和牙槽嵴骨增量手术不是异质性的来源。

结论：有充分的证据表明，虽然有种植体长度增加、种植体存活率增加的趋势，但短种植体（长度 < 10mm）可以成功地植入部分无牙颌的患者口内，且植入不吸烟患者的下颌骨预后可能更好。

关键词：骨增量；牙种植体；种植体长度；种植体存活；部分无牙颌；后牙区；短种植体；吸烟；种植体表面形态；系统性综述

短种植体越来越多地用于部分无牙颌患者牙槽骨严重吸收的后牙区的义齿修复。然而，文献中没有短种植体定义的共识。一些学者认为 10mm 是可预测种植体成功的最小长度；因此，他们将 < 10 mm 的种植体的定义为短种植体（Morand & Irinakis 2007）。另一些学者也将长度为 10 mm 的种植体定义为短种植体（Das Neves et al. 2006）。因为种植体可放置在不同的水平，当种植体植入骨内长度为 8 mm 或更短时也被定义为短种植体。

几位学者在叙述性或结构性综述中回顾了短种植体的相关文献。Hagi 等（2004）的研究表明，在应用长度为 6 mm 和 7 mm 的种植体时，表面几何形态为压合和烧结多孔的种植体显示出最佳性能。Das Neves 等（2006）分析了使用长度为 7 mm、8.5 mm 和 10 mm Brånemark 种植体和兼容种植体的纵向研究的治疗结果，总结出短种植体被认为是可代替骨增量手术的一种治疗方法。Renouard 和 Nisand（2006）的结构性综述分析了在无牙颌和部分无牙颌患者中，种植体的长度和直径对存活率的影响，他们的回顾显示，短种植体和宽直径种植体失败率有增加趋势。最近发表的 2 篇综述将短种植体与常规种植体进行了比较，Kotsovilis 等（2009）从他们的系统性综述中得出结论，植入粗糙表面短种植体（≤ 8mm 或 < 10 mm）与植入粗糙表面常规种植体（≥ 10 mm）相比，并不是一种效果不佳的治疗方法。Romeo 等（2010）得出结论，最近的文献表明，短种植体与标准种植体有相似的存活率，但在未来的研究中需要研究一些重要的干扰因素，因为它们可能是成功应用短种植体的关键因素。

在过去的研究中认为短种植体存活率较低（Lee et al, 2005; Romeo et al, 2010），有几个可能的原因导致在上颌或下颌后部应用短种植体存活率较低。首先，与合适直径的长种植体相比，当使用短种植体时，短种植体表面较小，与种植体接触的骨量更少。其次，短种植体大多用于后牙区，后牙区牙槽骨的质量相对较差，尤其是在上颌骨（Ⅲ型或Ⅳ型骨，Lekholm & Zarb 1985）。再次，通常，由于在后牙区牙槽骨大量吸收，因此必须制作更大的牙冠以达到𬌗平面，这样将导致更高的（< 1– > 2）种植体冠根比。建议种植体冠根比在 0.5~1 之间，以防止种植体周围应力集中、牙槽骨吸收致最终种植失败（Hass et al. 1995; Rangert et al, 1997; Glantz & Nilner 1998）。但最新的系统性综述从 2 项关于牙冠与种植体比例的研究中得出结论，这一比例并不影响种植体周围牙槽骨吸收（Blanes 2009）。

为了避免使用短种植体，可以使用骨移植技术来增加牙槽骨严重吸收区域的骨量。这种改变患者局部解剖结构的方法使植入 1 颗更长的种植体成为可能，但是额外的手术也会导致患者发生并发症的可能性更高，治疗费用更高，治疗期也更长。Esposito 等（2010）从他们关于上颌窦提升的系统性综述中得出结论："短种植体（5~8 mm）可能比使用更复杂的技术的长种植体效果更好、并发症更少。" Esposito 等（2009）从他们关于水平向和垂直向骨增量技术的系统性综述中得出结论："使用短种植体可能是替代用于解决下颌骨吸收的垂直向骨增量技术的一种较好的方法。骨增量技术并发症很多见，尤其是垂直向骨增量技术。"

随着不同种植系统的发展，特别是在种植体表面微观形态和化学处理方面的进展，短种植体的存活率越来越高（Hagi et al. 2004; Renouard & Nisand 2006; Kotsovilis et al. 2009; Romeo et al. 2010）。过去种植体是一个光滑的表面，但现在如酸蚀、喷砂、钛等离子体喷涂等技术使种植体表面更粗糙，改变了种植体表面微观形态，这些技术的应用导致种植体表面积大大增加。最近种植体的发展已达到纳米微观形态水平（Meirelles et al. 2008a, b）。

据我们所知，没有 Meta 分析对在部分无牙颌患者口内植入短种植体的预后情况中起作用的可预测因素进行分析。因此，本文的目的是系统地评估在部分无牙颌患者口内植入短种植体（< 10 mm）的临床效果，并通过分组评估不同研究之间异质性的来源如长度、表面形态、吸烟、种植体植入位置（下颌骨与上颌骨）、骨增量技术。

材料与方法

数据筛选

在 MEDLINE 和 EMBASE 中检索从 1980 年 1 月至 2009 年 10 月发表的对部分无牙颌患者短种植体的骨内植入研究。在目前的研究中，无论植入水平如何，长度 < 10 mm 的种植体被定义为短种植体。由第一学者和 1 位文献数据库搜索专家独立设定两份搜索策略。电子搜索是通过查找以下关键词进行：# 1 Search dental implant OR dental implants OR dental impantation OR endosseous dental impantation OR endosseous implant OR endosseous implants OR endosseous impantation, # 2 Search short* OR short-length OR short OR short length OR length, 3 # Search # 1 AND # 2 NOT（case-reports OR case report OR case reports）NOT review NOT animal。为了完成搜索，查找了文献包含的参考文献列表中的相关文章，搜索时没有使用语言限制。

2 位评估员（G.T 和 L.D.H）根据文献标题和摘要对相关研究进行了初筛，以评估研究的相关性；并通过协商达到一致来确定某项研究是否应该纳入做进一步的全面分析；所有可能相关的文献都获得了全文。1 位评估员（G.T）阅读了所有相关文献全文，并用以下纳入标准和排除标准，为进一步筛选文献进行方法学评估。为了测试筛选数据的质量，由对第一名评估员筛选数据毫不知情的第二名评估员（L.D.H），再次抽取包含 25% 纳入文章的随机子集，以查看数据筛选是否一致。2 位评估员在数据筛选方面有很好的一致性（$\kappa > 0.95$）。

纳入标准：

- 研究设计：随机对照试验或前瞻性队列研究。
- 患者：部分无牙颌。
- 随访时间：> 1 年。
- 种植体长度：< 10 mm。
- 特定队列研究中植入短种植体（< 10 mm）最少总种植体数：5 颗（植入 2 颗长度 6 mm 和 3 颗长度为 7 mm 的种植体的研究也被纳入在内）。

排除标准：

- 研究设计：回顾性研究、病例报告、综述、非临床研究、阐述技术或操作。
- 种植体：（氧化铝）- 锆种植体或用作正畸支抗的微型种植体。
- 种植体表面结构：悬臂式结构。
- 研究对象：动物。

有效性评估

2 位评估员（G.T 和 L.D.H）用由荷兰科克伦中心开发的"队列研究的质量评估"和"随机对照试验的质量评估"（表 1 和表 2）评估了纳入研究的方法学质量，科克伦中心是科克伦协会的中心。这 2 个有效的评估方法分别由 8 个和 9 个条款组成，以加号、减号或问号来评分。得分为 4 个及以上加号的研究视为方法学质量可接受。这 2 位评估员在了解文献的学者、研究机构或期刊的情况下独立地为纳入的文章打分。

数据缺失

当文献中没有提供需要的所有数据时，将发送一封电子邮件给原文学者以获取更多细节。学者没有回应则再发送一份提示和一封信件。

统计学分析

2 位评估员（G.T 和 L.D.H）对于满足条件的研究之间达成的一致性程度用 Cohen's 未加权 κ 的百分比表示。

对于每项研究，计算了每年种植体的预估失败率和 2 年后种植体预估存活率（%）。在这个系统性综述中，因种植体丧失骨结合能力、松动，患者出现疼痛、神经病变、感觉异常等症状或种植体侵犯下颌神经管、心理因素（Albrektsson et al. 1986）等原因，种植体被拔除视为种植失败。评估失败率是事件的数量（种植体失败数量）除以种植体总暴露时间计算而来。总暴露时间是通过考虑以下几点计算得出（Pjetursson et al. 2008）：

1. 在整个观察时间内，种植体的暴露时间可被跟踪。
2. 在观察期间内，种植体的失败意味着暴露时间的丧失。
3. 由于患者死亡、住址变更、拒绝参与随访、慢性疾病、错过回访时间、工作等原因没有完成观察期，种植体暴露时间直到观察期结束为止。

当短种植体的暴露时间没有单独给出或随访时间不是一个封闭的时期，但随时间逐渐延伸；短种植体的数量占所有种植体总暴露时间的百分比被认为是可获得的最佳近似值。由于一些研究的随访时间不是封闭的或者他们研究较长的种植体，所以被排除之外。为了计算 2 年后种植体的预估生存率，事件的总数量是遵循泊松分布来考虑的。

在分层分析中，计算了不同长度种植体每年失败率的合并估计值，研究了 5、6、7、8、8.5、9、9.5mm 不同长度的种植体，分析了种植体表面形态、植入位置（上颌骨和下颌骨）、吸烟和骨增量技术等异质性来源的相关因素，并比较了光滑表面种植体与粗糙表面种植体（如双酸蚀或钛等离子体喷涂）植入效果、短种植体植入上颌骨与下颌骨的失败情况。吸烟者被分成两组：（1）研究中只包括非吸烟者；（2）不限制吸烟习惯；不吸烟者、中度和重度吸烟者（≥ 15 支 / 日）均被纳入研究。将是否与植入种植体同期进行骨增量手术分为：（1）不进行骨增量手术；（2）所做的骨增量手术可能是用于局部的窦底提升，或者种植体表面骨开窗或骨开裂的局部覆盖。

为了评估被纳入研究的异质性，计算了 Cochrane 的 Q 统计量、相关的 P 值及 I^2 测试。I^2 测试值为 0 表示 I^2 量化无异质性，< 30% 表示轻度异质性，30%~60% 表示中度异质性和 > 60% 表示存在显著异质性。同时计算了标准差，以获得预估失败率的 95% 的置信区间（CIs）。

表 1　队列研究的质量评估

项目	+ − ?
1. 研究对照小组的特点是否描述清楚？	
2. 选择偏倚能否充分排除？	
3. 干预项是否描述清楚？所有的患者是否按照相同的方式进行治疗的干预？	
4. 试验结果是否描述清楚？用来评估结果的方法足够吗？	
5. 盲法是否用于结果评估？如果没有，是否对评估结果产生影响？	
6. 随访时间是否足够？	
7. 选择性的失访是否能充分排除？	
8. 最重要的干预因素或影响预后的因素是确定的吗？	

4 个及以上加号 = 方法学可接受

表 2　随机对照试验的质量评估（RCT）

项目	+ − ?
1. 干预设计是随机的吗？	
2. 研究纳入患者不应该被告知随机顺序，是如此吗？	
3. 患者是否不了解治疗情况？	
4. 治疗实施者是否不了解治疗情况？	
5. 评估员是否不了解治疗情况？	
6. 在试验开始时，这些分组之间有可比性吗？如果没有，对研究的分析是否纠正了这一点？	
7. 是否有足够的患者可以进行完整的随访？如果没有，失访的患者能完全被排除吗？	
8. 研究纳入患者的分组是否随机？	
9. 除了干预项之外，这些分组是否进行了相同的治疗？	

4 个及以上加号 = 方法学可接受

通过预估失败率和存活函数 S 之间的关系来计算 2 年的种植体存活比例，$S(T) = \exp(-T \times$ 失败率$)$，假设失败率恒定（Kirkwood & Sterne 2003a，b）。存活比例的 95% 置信区间是通过事件发生率的 95% 置信区间来计算的。

数据的统计学分析利用了统计软件包“Meta 分析”（Comprehensive Meta-analysis version 2.2, Biostat, Englewood, NJ, USA, 2005, http://www.meta-analysis.）。

结果

数据筛选

分别在 MEDLINE 和 EMBASE 上搜索确定了 960 篇和 393 篇文献，共有 164 篇适合用作全文分析。查阅文献中的参考文献又确定了 1 篇文献（Backer et al. 1999）。在 165 篇文献中，61 篇文献符合纳入标准。然后对这 61 篇文献进行了方法学评估，最终方法学可接受的有 39 篇。采用未加权 κ：0.83 对 2 位评估员方法学评估的一致性进行了审查。2 位评审员的分歧通常是由理解上的细微差别引起，很容易通过协商一致解决。不幸的是，为了获得更多关于研究的细节而尝试联系文章的学者，却没有得到回应，因此有 8 篇符合条件的文章必须被排除在 Meta 分析之外，此外，一位学者不愿对他的数据进行重新分析。另外，一项研究的数据发表了 2 次；最新文献的数据也在研究的范围内（Glauser et al. 2003, 2005）。最后，筛选了 29 篇出版物用于数据分析，图 1 概述了研究筛选过程的流程图。

29篇符合条件的文献包括28个前瞻性队列研究和一个随机对照试验（RCT）。这项随机对照试验关注的是骨内种植体的骨愈合和非骨愈合，而不是种植体的长度；这29篇文献的平均随访时间为3.7年（1.6~8.1年）。最早的研究发表于1993年，最新的研究发表于2009年，介于中间的研究发表于2003年。这29项研究共纳入了2611颗短种植体（长度分别为5、6、7、8、8.5、9、9.5 mm）。表3列出了所有包含在内的研究，它是根据种植体长度（5~9.5 mm）排列的。由于在一项特定的研究中可以使用各种不同长度的种植体，因此在表3中一项研究可2次或多次出现，例如在Corrente等（2009）的研究中，植入了10颗长度为5 mm的种植体和38颗长度为7 mm的种植体。长度为5 mm种植体的2年后预估存活率的是93.1%（95%置信区间：79.7%~100%），长度为6 mm种植体的预估存活率为97.4%（95%置信区间：94.4%~100%），长度为7 mm种植体的预估存活率为97.6%（95%置信区间：96.3%~98.8%），长度为8 mm种植体的预估存活率为98.4%（95%置信区间：97.8%~99.0%），长度为8.5mm种植体的预估存活率为98.8%（95%置信区间：98.2%~99.6%），长度为9 mm种植体的预估存活率为98.0%（95%置信区间：96.4%~99.0%），长度为9.5 mm种植体的预估存活率为98.6%（95%置信区间：94.6%~100%）。

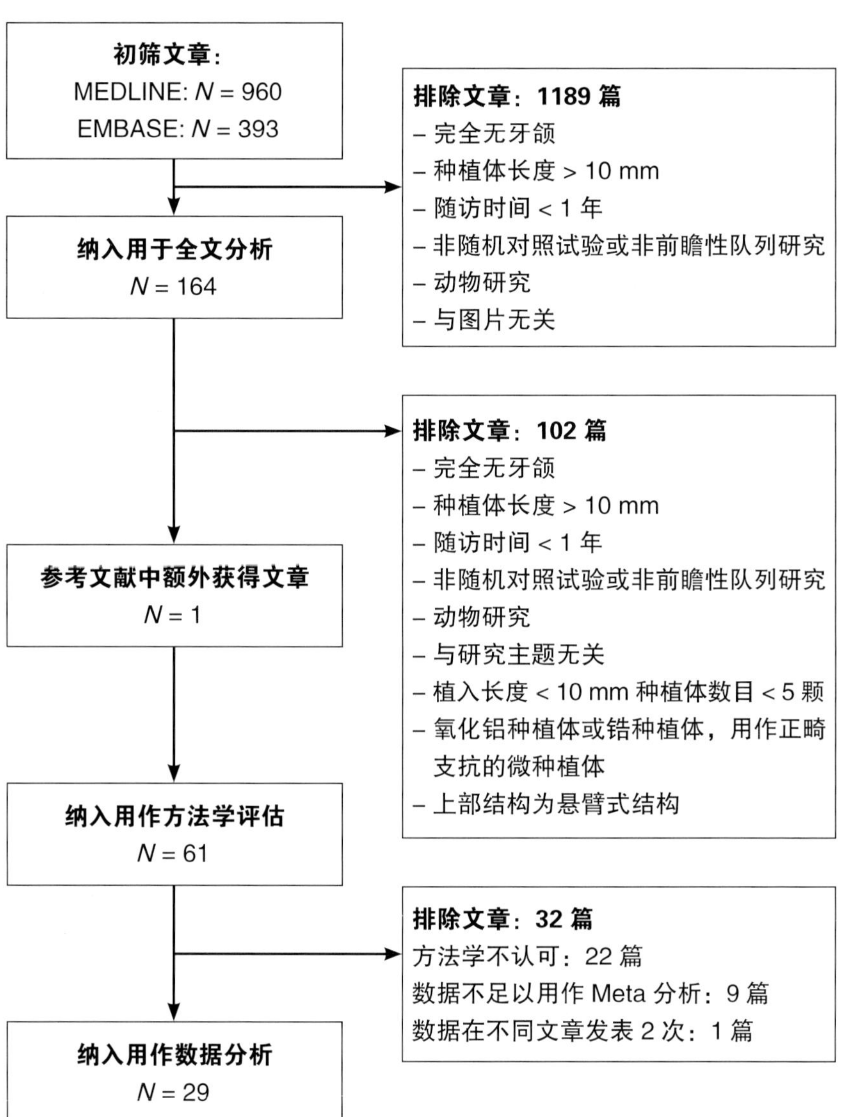

图1 研究筛选流程图

纳入研究之间的异质性来源

通过事后亚组灵敏度来探索异质性的来源。这些分析背后的主要问题不是看是否存在亚组，而是检查这些亚组之间的结果是否会有所不同。这些所谓的分层分析是为种植体表面形态（粗糙或机械处理），种植体植入位置（下颌骨或上颌骨），吸烟状态（吸烟者排除在外或纳入吸烟者）和骨增量技术（植入种植体同期不行骨增量手术和植入种植体同时行增量手术）等因素设置。不同长度种植体的总体结果表明，不同表面形态种植体有相似的预估失败率：粗面种植体为0.008（95%置信区间：0~0.010），机械处理表面种植体为0.010（95%置信区间：0.005~0.016），两种不同表面形态种植体预估失败率与所有不同长度种植体总预估失败率0.007（95%置信区间：0.006~0.009）相比，两者之间差异为29%；种植体植入上颌骨的预估失败率[0.010（95%置信区间：0.005~0.016）]明显高于植入下颌骨[0.003（95%置信区间：0.001~0.006）]；两者之间显著差异为100%；与那些重度吸烟者（≥15支/日）也纳入在内的研究的预估失败率[0.008（95%置信区间：0.004~0.013）]相比，吸烟者被严格排除在外的研究的评估失败率[0.004（95%置信区间：0~0.007）]的1/2，两者之间的差异为57%；在植入种植体的同期是否行骨增量手术之间的预估失败率差异不显著。当植入种植体的同期不行骨增量手术的评估失败率为0.010（95%置信区间：0.006~0.013），而同时进行骨增量手术是0.007（95%置信区间：0.004~0.010），两者差异为43%。

表 3　以种植体长度分组的纳入研究及每年种植体失败率及存活率一览表

研究	发表年份	种植体总数量	种植体长度（mm）	表面形态	位置	吸烟状态	骨增量技术	平均随访时间（年）	失败数目	种植体暴露总时间（月）	评估种植体失败率（每年）	预估 2 年后种植体存活率（%）
Corrente et al.	2009	10	5	粗糙	上颌	中等纳入	有	1.7	0	193	0.030	94.2
Deporter et al.	2001b	2	5	粗糙	上颌	排除	有	2	0	77	0.072	86.6
5mm 种植体评估总结（95% 置信区间）											*0.036* （0~0.114）	*93.1* （79.7~100）
Pjetursson et al.	2009	7	6	粗糙	上颌	纳入	不明确	3.2	3	234	0.134	76.5
Nedir et al.	2004	5	6	粗糙	上颌	纳入	有	4.4	0	189	0.031	94.0
Nedir et al.	2004	1	6	粗糙	下颌	纳入	有	4.4	0	38	0.136	76.2
Tawil and Younan	2003	16	6	机械加工	下颌	不明确	不明确	2.5	0	1335	0.004	99.2
Mericske-Stern et al.	2001	5	6	粗糙	上下颌	中等纳入	不明确	4.3	0	230	0.025	95.1
Brocard et al.	2000	16	6	粗糙	上下颌	纳入	有	3.9	3	720	0.050	90.5
Becker et al.	1999	2	6	机械加工	下颌	中等纳入	不明确	1.6	0	68	0.081	85.0
Becker et al.	1999	5	6	机械加工	上颌	中等纳入	不明确	1.6	1	171	0.070	86.9
6mm 种植体评估总结（95% 置信区间）											*0.013* （0~0.029）	*97.4* （94.4~100）
Corrente et al.	2009	38	7	粗糙	上颌	中等纳入	有	1.7	1	731	0.016	96.8
Glauser et al.	2005	1	7	粗糙	上下颌	纳入	有	4	0	32	0.158	72.9
Beschnidt et al.	2003	4	7	粗糙	上下颌	纳入	有	5.3	1	226	0.053	89.9
Tawil and Younan	2003	27	7	机械加工	下颌	不明确	不明确	2.5	5	2252	0.027	94.7
Davarpanah et al.	2002	96	7	粗糙	上下颌	中等纳入	无	2.7	4	4243	0.011	97.8
Deporter et al	2001b	44	7	粗糙	上颌	排除	有	2	0	1703	0.004	99.2
Deporter et al.	2001a	32	7	粗糙	下颌	排除	不明确	2.7	0	1088	0.005	99.0
Testori et al.	2001	3	7	粗糙	上颌	中等纳入	无	3.6	1	147	0.082	84.9
Testori et al.	2001	4	7	粗糙	下颌	中等纳入	无	3.6	0	196	0.030	94.2
Polizzi et al.	2000	2	7	粗糙	上下颌	纳入	不明确	3	0	57	0.095	82.7
Becker et al.	1999	1	7	机械处理	下颌	中等纳入	不明确	1.6	0	34	0.150	74.1
Becker et al.	1999	5	7	机械处理	上颌	中等纳入	不明确	1.6	3	171	0.211	65.6
Gunne et al.	1999	37	7	机械处理	上下颌	不明确	不明确	7.3	4	3601	0.013	97.4
Lekholm et al.	1999	22	7	机械处理	上颌	不明确	不明确	8.1	4	1999	0.024	95.3
Lekholm et al.	1999	79	7	机械处理	下颌	不明确	不明确	8.1	2	7316	0.003	99.3
Bahat	1993	126	7	机械处理	上颌	不明确	不明确	2.5	12	3818	0.038	92.7
7mm 种植体评估总结（95% 置信区间）											*0.012* （0.006~0.019）	*97.6* （96.3~98.8）
Pjetursson et al.	2009	157	8	粗糙	上颌	纳入	不明确	3.2	2	5238	0.004	99.0
Degidi et al.	2006	10	8	粗糙	上下颌	中等纳入	不明确	2	0	120	0.111	80.1
Romeo et al.	2006	111	8	粗糙	上下颌	排除	无	6.4	4	8525	0.006	98.8
Ferrigno et.al.	2006	103	8	粗糙	上下颌	中等纳入	有	5	4	5784	0.008	98.4
Cecchinato et al.	2004	33	8	粗糙	上下颌	纳入	不明确	2	4	737	0.065	87.7
Nedir et al.	2004	35	8	粗糙	上颌	纳入	小范围	4.4	0	1321	0.005	99.0
Nedir et al.	2004	62	8	粗糙	下颌	纳入	小范围	4.4	0	2340	0.003	99.4

续表

研究	发表年份	种植体总数量	种植体长度（mm）	表面形态	位置	吸烟状态	骨增量技术	平均随访时间（年）	失败数目	种植体暴露总时间（月）	评估种植体失败率（每年）	预估2年后种植体存活率（%）
Romeo et al.	2004	72	8	粗糙	上下颌	中等纳入	无	3.9	6	5479	0.013	97.4
McGlumphy et al.	2003	2	8	粗糙	上颌	中等纳入	不明确	5	0	104	0.055	89.6
McGlumphy et al.	2003	18	8	粗糙	下颌	中等纳入	不明确	5	2	985	0.024	95.2
Tawil and Younan	2003	7	8	机械处理	上颌	不明确	不明确	2.5	1	584	0.021	95.9
Tawil and Younan	2003	20	8	机械处理	下颌	不明确	不明确	2.5	0	1668	0.004	99.2
Mericske-Stern et al.	2001	44	8	粗糙	上下颌	中等纳入	不明确	4.3	3	2025	0.018	96.5
Brocard et al.	2000	232	8	粗糙	上下颌	纳入	有	3.9	15	10440	0.017	96.6
Buser et al.	1997	389	8	粗糙	上下颌			2	12	14532	0.010	98.0
8mm 种植体评估总结（95% 置信区间）											*0.008*（0.005~0.011）	*98.4*（97.8~99.0）
Glauser et al.	2005	4	8.5	粗糙	上下颌	纳入	有	4	0	130	0.044	91.6
Sullivan et al.	2005	21	8.5	粗糙	上下颌	中等纳入	无	3.6	1	1095	0.011	97.8
Farzad et al.	2004	7	8.5	机械处理	上下颌	不明确	不明确	3.9	0	328	0.018	96.5
Beschnidt et al.	2003	12	8.5	粗糙	上下颌	纳入	有	5.3	1	678	0.018	96.5
Tawil and Younan	2003	2	8.5	机械处理	上颌	不明确	不明确	2.5	0	167	0.035	93.2
Tawil and Younan	2003	44	8.5	机械处理	下颌	不明确	不明确	2.5	2	3670	0.002	99.6
Davarpanah et al.	2002	189	8.5	粗糙	上下颌	中等纳入	无	2.7	11	8354	0.016	96.9
Davarpanah et al.	2001	56	8.5	粗糙	上下颌	不明确	无	3	2	1905	0.013	97.4
Testori et al.	2001	8	8.5	粗糙	上颌	中等纳入	无	3.6	0	393	0.015	97.0
Testori et al.	2001	14	8.5	粗糙	下颌	中等纳入	无	3.6	0	687	0.009	98.2
Polizzi et al.	2000	8	8.5	粗糙	上下颌	纳入	不明确	3	1	226	0.053	89.9
Becker et al.	1999	17	8.5	机械处理	下颌	中等纳入	不明确	1.6	0	581	0.010	98.0
Becker et al.	1999	7	8.5	机械处理	上颌	中等纳入	不明确	1.6	0	239	0.024	95.3
Grunder et al.	1999	31	8.5	粗糙	上下颌	纳入	无	2.4	0	884	0.007	98.6
8.5mm 种植体评估总结（95% 置信区间）											*0.006*（0.002~0.009）	*98.8*（98.2~99.6）
Degidi et al.	2009	21	9	粗糙	上下颌	中等纳入	无	5	0	1260	0.008	98.4
Degidi et al.	2006	39	9	粗糙	上下颌	中等纳入	不明确	2	0	468	0.012	97.6
Cecchinato et al.	2004	65	9	粗糙	上下颌	纳入	不明确	2	1	1452	0.008	98.4
Nedir et al.	2004	7	9	粗糙	上颌	纳入	小范围	4.4	0	264	0.022	95.7
Nedir et al.	2004	1	9	粗糙	下颌	纳入	小范围	4.4	0	38	0.136	76.2
Deporter et al.	2001b	89	9	粗糙	上颌	排除	有	2	3	3445	0.010	98.0
Deporter et al.	2001a	16	9	粗糙	下颌	排除	不明确	2.7	0	544	0.011	97.8
9mm 种植体评估总结（95% 置信区间）											*0.010*（0.002~0.018）	*98.0*（96.4~99.0）
Degidi et al.	2006	68	9.5	粗糙	上下颌	中等纳入	不明确	2	0	816	0.007	98.6
9.5mm 种植体评估总结（95% 置信区间）											*0.007*（0~0.028）	*98.6*（94.6~100）

此外，还用 Cochranes 的 Q 检验计算了每种长度种植体和所有长度种植体之间的异质性（表 4），所有的 P 值都高于常规的临界值 0.05，这表明不同研究每种长度种植体与所有长度种植体之间具有同质性。

I^2 测试量化了长度为 5 mm、8.5 mm、9 mm、9.5 mm 种植体组和所有长度种植组之间的异质性，两者之间几乎没有异质性；而 6 mm 和 8 mm 种植体组有轻度异质性；7 mm 种植体组表现出中度异质性。

讨论

本篇关于在部分无牙颌患者口内植入短种植体（< 10 mm）的系统性综述表明：种植失败率与种植体长度之间的没有显著联系；在 5~8.5 mm 的范围内，种植体长度越长，种植体存活率越高。然而，由于只有 2 项研究（Deporter et al. 2001b; Corrente et al. 2009）涉及，对于最短的种植体（5 mm，12 颗种植体）的研究结果必须慎重考虑。在 Kotsovilis 等（2009）的系统性综述中，没有报道随种植体长度增加，存活率升高的结论，他们发现短种植体（≥ 8 或 < 10 mm）和常规（> 10 mm）种植体之间没有统计学差异，但是他们并没有对每种种植体长度进行 Meta 回归分析。Romeo 等（2010）也发现短种植体与标准种植体有相似的存活率。

这篇综述还表明在下颌骨植入短种植体的预估失败率比在上颌骨要低，这些结果与“正常”长度或标准种植体，即长度 > 10 mm 的种植体治疗结果相一致（Friberg et al. 1991）。此外，将吸烟者排除在外的研究种植体失败率比纳入（重度）吸烟者（≥ 15 支 / 日）的研究种植体失败率低。正如在当前的综述中所发现的吸烟与种植体失败之间的联系，在其他的研究中并不总能找到。在 Pjetursson 等（2008）的系统性综述中，发现了种植体存活率的差异，但没有统计学意义；同样与标准长度种植体研究结论相一致的是，在短种植体研究中实施或不实施（小范围或较大范围）骨增量技术观察到种植体的存活率没有差别。而后一项研究结果与 Brocard 等（2000）、Buser 等（2002）、Hämmerle 等（2002）、Pjetursson 等（2008）的研究结果相一致，他们也报道了在实施骨增量和不实施骨增量区域植入种植体的存活率相当。此外，在本篇综述中也发现，粗糙表面种植体和光滑表面种植体的存活率没有差别。这与其他专门针对这一主题的研究结果不一致。Pjetursson 等（2008）在一项系统性综述中指出，粗糙表面种植体植入窦底提升区域时，治疗效果显著提升。Shalabi 等（2006）的系统性综述研究了种植体表面粗糙度和骨愈合之间的关系，提出骨 – 种植体接触和种植体表面粗糙度之间呈正相关。Wennerberg 和 Albrektsson（2009）在系统性综述中总结出种植体表面形态（或表面粗糙度）确实在微米级水平影响了骨反应，并可能在纳米级水平影响骨反应。他们还得出结论，大多数发表的论文对种植体表面特征描述不足，这可能就是在目前的研究中不同表面种植体存活率没有差异的原因。Wennerberg 和 Albrektsson（2009）在一项研究中描述种植体表面为“粗糙”，而在另一项研究中称之为“光滑”；许多研究人员错误地认为种植体表面处理决定了种植体的粗糙度。

同时也研究了这些纳入的研究中种植体周围牙槽骨吸收的测量结果，但不幸的是，在筛选出的 29 项研究中，只有 3 项报告了短种植体周围牙槽骨吸收的数据（Deporter et al, 2001a, b; Romeo et al, 2006）。在亚组分析中，纳入的研究也没有足够数据来评估种植体直径的确定值。

本综述纳入的 29 项研究中，Polizzi 等（2000）和 Mericske-Stern 等（2001）的两项研究仅涉及单颗牙的种植，共纳入 59 颗不同长度的种植体，事件发生率为 4，这些数据不足以进行 Meta 分析。这篇综述纳入的其他研究包括单颗和多颗（固定桥）牙种植。这些研究所提供的数据中，种植体支持式固定义齿修复与种植体支持式覆盖义齿修复之间没有差别；短种植体甚至可以与更长的种植体组成固定桥，这是这个系统性综述的不足。但是我们可以假设如果支持固定桥的两颗种植体中的一颗出现了严重的种植体周围炎或者丧失骨结合能力，那么最好的做法是拔除这颗种植体，否则另一颗种植体也可能丧失。

本研究是一项基于种植体的分析，但我们更倾向进行基于患者的分析，因为事件（种植体丧失）倾向于在同一个患者身上出现。然而对于这种分析，数据并没有得到充分的描述，部分原因是这篇综述中包含的大部分研究都不仅仅是关于短种植体的。在其他研究中，我们发现研究中存在一些异质性，主要是由于大多数纳入的研究都是聚合数据集。一些研究允许纳入特定群体（如吸烟），而另一些则排除了吸烟者。为了精确地估计这些决定因素（如吸烟）的影响，需要访问原始数据集以便在个体层面进行分析。

然而，要获得所有原始数据集是不可能的。为了探索和评估异质性来源的影响，我们进行了亚组分析。尽管每种长度种植体失败率计算的点估计值是不同的，但当这些区间在亚组分析后被扩大的这种正常现象被纠正时，这些点估计值上的置信区间是可以比较的。而后期观察得出的结论是，该异质性并不足以拒绝。

我们主要的测量结果是 2 年后种植体存活率。我们选择种植体 2 年的存活率，是因为我们认为在种植体行使 > 1 年的功能之后，种植体负重后已经变得相当稳定（Esposito et al, 1998）。为了检验这种稳定性，我们查看了随访时间截止到 1 年的研究，并

表 4 异质性来源及其对种植体每年评估失败率的影响

种植体长度（mm）	研究数目	种植体数目	异质性（Cochranes Q 检验）		失败率评估总结（95% 置信区间）	异质性来源							
						种植体表面形态评估失败率（95% 置信区间）		种植植入位置评估失败率（95% 置信区间）		是否纳入吸烟患者评估失败率（95% 置信区间）		是否行骨增量手术评估失败率（95% 置信区间）	
			P 值	I^2		粗糙	机械处理	下颌	上颌	排除	纳入	否	是
5	2	12	>0.05	0.00	0.036（0~0.114）	种植体均为粗糙表面		种植体均植入上颌		0.072（0~0.272）	无	均进行骨增量手术	
6	6	57	>0.05	3.29	0.013（0~0.029）	0.045（0.007~0.082）	0.005（0~0.017）	0.096（0~0.289）	0.058（0~0.125）	无	0.053（0.008~0.098）	无	0.046（0~0.92）
7	13	521	>0.05	36.50	0.012（0.006~0.019）	0.008（0.001~0.014）	0.018（0.005~0.031）	0.004（0~0.008）	0.021（0.002~0.040）	0.004（0~0.012）	0.063（0~0.160）	0.012（0.001~0.023）	0.005（0~0.014）
8	12	1295	>0.05	12.99	0.008（0.005~0.011）	0.008（0.006~0.011）	0.005（0~0.016）	0.004（0~0.009）	0.005（0~0.011）	0.006（0~0.011）	0.008（0.001~0.015）	0.008（0.003~0.013）	0.009（0.005~0.013）
8.5	10	420	>0.05	0.00	0.006（0.002~0.009）	0.014（0.007~0.020）	0.007（0~0.015）	0.002（0~0.006）	0.020（0~0.053）	无	0.011（0~0.027）	0.013（0.006~0.020）	0.044（0~0.166）
9	6	238	>0.05	0.00	0.010（0.002~0.018）	种植体均为粗糙表面		0.011（0~0.042）	0.002（0~0.007）	0.002（0~0.007）	0.009（0~0.025）	0.008（0~0.029）	0.002（0.003~0.007）
9.5	1	68	>0.05	0.00	0.007（0~0.028）	仅纳入 1 项研究		仅纳入 1 项研究		仅纳入 1 项研究		仅纳入 1 项研究	
所有种植体	29	2611	>0.05	0.00	0.007（0.006~0.009）	0.008（0~0.010）	0.010（0.005~0.016）	0.003（0.001~0.006）	0.010（0.005~0.016）	C.004（0~0.007）	0.008（0.004~0.013）	0.010（0.006~0.013）	0.007（0.004~0.010）

预估了 2 年后种植体的存活率，计算出了跨度范围很大的数据，如 0.3%~12.0% 存活率。因此只有平均随访时间超过 1 年的研究被筛选出，在本篇综述中，最短的平均随访时间为 1.6 年。Cochran 等（2009）的前瞻性研究也证实了这一结论，他们在对牙槽骨的放射学评估中发现，种植体在负重后 1~5 年牙槽骨吸收最少；在植入种植体 6 个月后，牙槽骨吸收最多。

结论

这一系统性综述中的发现进一步证明尽管有随种植体长度增加种植体存活率增加的趋势，短种植体（< 10 mm）仍可以成功地植入部分无牙颌的患者口内；将短种植体植入下颌骨比上颌骨预后更佳。此外，排除吸烟者的研究显示，种植体存活率高于纳入重度吸烟者（≥ 15 支 / 日）的研究。种植体表面形态以及在种植体植入前进行骨增量手术对短种植体的失败率没有显著影响。

参考文献

[1]Albrektsson, T., Zarb, G., Worthington, P. & Eriksson,A. R. (1986) The long-term efficacy of currently used dental implants; A review and proposed criteria of success. The International Journal of Oral and Maxillofacial Implants 11, 11–25.

[2]Bahat, O. (1993) Treatment planning and placement of implants in the posterior maxillae: report of 732 consecutive Nobelpharma implants. The International Journal of Oral and Maxillofacial Implants 8, 151–161.

[3]Becker, W., Becker, B. E., Alsuwyed, A. & Al-Mubarak, S. (1999) Long-term evaluation of 282 implants in maxillary and mandibler molarpositions: a prospective study. Journal of Periodontology 70, 896–901.

2012; 39: 688–697

Journal of Clinical Periodontology

平台转移对后牙区短种植体邻面骨水平的影响：1 年随机对照临床试验

Impact of platform switching on inter-proximal bone levels around short implants in the posterior region: 1-year results from a randomized clinical trial

Telleman G, Raghoebar GM, Vissink A, Meijer HJA

栾庆先 审　张井然 译

摘要

目的：评估种植体 – 基台传统平台匹配和平台转移设计短种植体（8.5 mm）的结果。

材料与方法：80 位患者纳入本研究，每位患者有一颗或多颗后牙缺失，患者被随机分为对照组和试验组，对照组使用传统平台连接种植体，试验组使用平台转移（不匹配值 0.35~0.40 mm）连接种植体。种植冠修复后 1 个月及 1 年随访复查患者。结果指标为标准化的根尖片评价邻面骨吸收、种植体存活率、临床指标和患者满意度。

结果：种植体负重 1 年后，试验组种植体周邻面骨吸收（0.51 ± 0.51）mm 显著少于对照组（0.73 ± 0.48）mm（P = 0.011）。另外，在试验组和对照组邻近 1 颗种植体的邻面相对邻近 2 颗种植体的位点骨吸收要少（P = 0.001），试验组（0.29 ± 0.36）mm vs（0.71 ± 0.55）mm，对照组（0.46 ± 0.42）mm vs（0.88 ± 0.45）mm。两组种植体存活率、临床指标和患者满意度无差别。

结论：本研究表明平台转移可减少嵴顶骨吸收。负重 1 年后，平台转移种植体的邻面骨水平有更好的维持。

关键词：种植体；种植体 – 基台连接；邻面骨水平；患者满意度；平台转移；短种植体；存活率

当种植体置换愈合基台、暴露在口腔环境中后，生物学宽度开始形成。最小垂直高度为 3~4mm 的黏膜附着形成，随之嵴顶可能会发生骨吸收（Berglundh & Lindhe, 1996; Hermann et al. 2001a, b）。与其他因素相比，嵴顶骨吸收发生与否取决于种植体和基台之间的微间隙以及微间隙的位置。一段式种植体（无微间隙）和嵴顶上种植体被证实可预防骨吸收（Hermann et al. 2001a; Todescan et al. 2002; Broggini et al. 2006; Cochran et al. 2009）。种植体 – 基台连接是与种植体周骨吸收有关的重要因素，在种植体 – 基台接触面可观察到最大量的炎症细胞（Broggini et al.2006）。

种植体 – 基台直径不匹配成为种植体 – 基台一种新的构造，在这种被称为平台转移的种植体中，基台直径小于相应的种植体直径，因此在种植体顶部有水平向的补偿，将嵴顶和结缔组织在连接面分离。早期研究结果显示平台转移的种植体较标准平台种植体其周围骨水平没有变化（Wagenberg & Froum, 2010）。接下来就有人提出各种假说来阐明平台转移对于保存骨嵴顶的原理。生物机械理论提出平台转移种植体的应力集中区域（来自咬合负载力）从骨嵴顶 – 种植体截面转移至种植体轴向，从而降低了种植体颈部骨组织的应力水平（Maeda et al. 2007）。Cochran 等（2009）指出将种植体 – 基台连接部置于骨嵴顶以下会导致骨吸收以重新建立生物学宽度。遵循这一理论，平台转移成为微间隙与生物学宽度的媒介。0.3 mm 的水平缩窄可以减少结合上皮的垂直长度（Becker et al. 2009; Farronato et al. 2012）。另一种假说聚焦于种植体 – 基台连接部位的炎症细胞浸润的作用。种植体周围微生物菌群的存在被认为通过维持种植体 – 基台连接部炎症细胞的持续浸润，从而影响嵴顶骨吸收（Ericsson et al. 1995, 1996; Broggini et al. 2006）。但是，在平台匹配和平台转移的种植体均未发现嵴顶骨吸收和种植体周围微生物有关（Canullo et al. 2010a）。

Cochran 等（2009）的临床前期研究数据指出平台转移种植体有少量组织学骨吸收，这一研究数据与 Becker 等（2007, 2009）的数据形成对比，他们指出平台转移对维持嵴顶骨水平并没有至关重要的作用。Atieh 等（2010）的系统性综述得出结论：平台转移种植体的边缘骨吸收少于平台匹配的种植体。两种种植体 – 基台连接均报道导致了不同程度的嵴顶骨吸收（平台转移种植体为 0.021~0.99 mm，平台匹配种植体为 0.101~1.67 mm）。结果的差异性可能是因为使用的种植体直径、不匹配值和种植系统不同（Hürzeler et al. 2007; Cappiello et al. 2008; Canullo et al. 2009, 2010b; Crespi et al. 2009; Kielbassa et al. 2009; Prosper et al. 2009; Trammell et al. 2009; Vigolo

& Givani 2009; Enkling et al. 2011)。另外，10 篇纳入的研究中有 3 篇报道不同基台设计之间没有骨水平变化的不同（Crespi et al. 2009; Kielbassa et al. 2009; Enkling et al. 2011）。

有证据表明短种植体（长度 < 10 mm）可成功地用于牙列缺损患者，所以短种植体越来越多地被使用，但是随着种植体长度的增加，种植体存活率有增长的趋势（Telleman et al. 2011a）。因此，对于短种植体保存种植体周骨量尤其重要。但是，相比于长的种植体，短种植体可能在其冠部产生更大的压力，从而导致微骨折和嵴顶骨吸收（Hagi et al. 2004）。

据我们所知，在牙列缺损患者中，关于平台转移对长度 < 10mm 种植体的影响的证据非常有限（Trammell et al. 2009）。因此，本研究的目的是比较后牙缺失的牙列缺损患者使用平台匹配或者平台转移种植体 – 基台连接方式的短种植体（长度为 8.5 mm）的结果。

材料与方法

患者选择

纳入本研究的患者均为就诊于荷兰格罗宁根大学医学中心口腔颌面外科寻求种植修复的牙列缺损患者。

纳入标准：

- 年满 18 周岁。
- 理解并签署知情同意。
- 上颌或下颌至少 1 颗后牙缺失。
- 种植区至少有 10 mm 的垂直骨量和 8 mm 的水平骨量。

排除标准：

- 全身情况不佳无法进行种植外科手术 [ASA 评分 ≥ Ⅲ（Smeets et al. 1998）]。
- 活跃期牙周疾病，探诊深度 ≥ 5 mm 且探诊后出血。
- X 线片显示种植位点有根尖周疾病、其他异常或感染。
- 吸烟。
- 头颈部放射治疗史。

研究设计

本研究为有两个平行组的随机临床试验，由格罗宁根大学医学中心医学伦理委员会批准（ABR NL37453.042.11）。患者被纳入前进行充分书面和口头告知，签署知情同意。

本临床试验对长度为 8.5 mm 的种植体研究了两种不同的种植体 – 基台连接。试验组使用平台转移种植体（Certain Prevail, Biomet 3i, Palm Beach Gradens, FL, USA），直径为 4 mm 和 5 mm，相应的水平不匹配值为 0.35 mm 和 0.4 mm。在种植体颈部之上，种植体 – 基台连接部垂直尺寸为 0.09 mm（直径 4 mm）和 0.11 mm（直径 5 mm）（图 1a）。对照组种植体（XP Certain，Biomet 3i）除基台连接方式外，三维尺寸与平台转移种植体一样。所有的种植体均有增大的基台和双重酸蚀表面。

所有患者通过特别设计的计算机软件被随机分配到两组中，使用最小化随机化方法（Altman，1991）平衡可能的预后变量 [性别、年龄（≤ 50 岁、> 50 岁）、种植位点（上颌、下颌）、缺失牙类型（前磨牙、磨牙、前磨牙和磨牙）、种植体数量（1 颗、2 颗或更多颗）]。由不参与临床过程的研究者在当天种植手术前通知术者本次手术的组别分配。修复医师在愈合基台取模前被告知分配组别。术者和修复医师因为可以看见种植体内部颜色，从而得知种植体组别而无法做到盲法。

干预措施

所有的种植体均置于已愈合位点，如拔牙后至少 3 个月，拔牙窝已完全愈合。按照 Telleman 等（2011b）所详细描述的指南来完成种植体植入

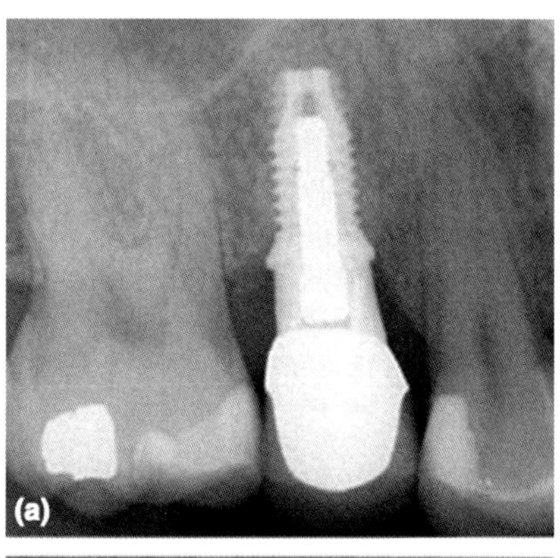

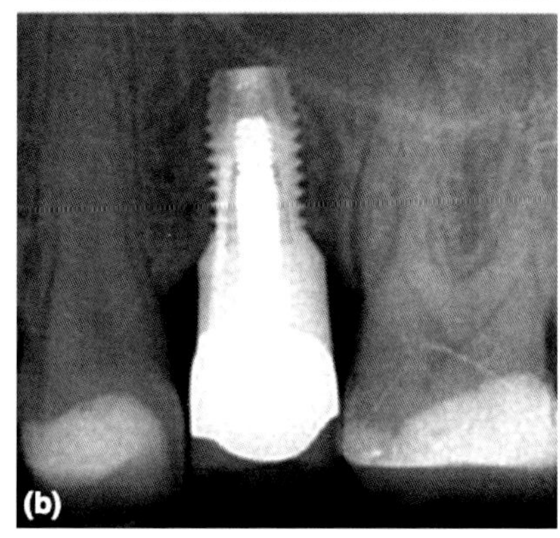

图 1 （a）试验组种植体 X 线片（Osseotite Certain Prevail，Biomet 3i）。（b）对照组种植体 X 线片（Osseotite XP Certain，Biomet 3i）

和上部修复。简单来讲，于嵴顶行水平切口，并使用手术导板辅助，种植体颈部置于骨水平，近远中平齐骨嵴顶，必要时可平整骨面。种植体与邻牙间隔至少 1.5 mm，2 颗种植体间隔至少 3 mm。在种植体上，使用高度为 4 mm 的编码的愈合基台（Encode®; Biomet 3i）来形成穿龈轮廓。如果种植体颊侧有骨开裂和骨开窗，将以种植床预备过程中收集的自体骨及无机牛源性骨材料（Bio-Oss®, Geistlich Pharma AG, Wolhusen, Switzerland）覆盖，并盖以胶原膜（Bio-Gide®, Geistlich Pharma AG）。最后，缝合（Vicryl® 3-0, Johnson & Johnson, Brunswick, NJ, USA）切口。2 周后拆线，3 个月后评估愈合基台的位置并取模。扫描模型上的愈合基台并切削制作个性化基台。基台扭矩为 20N · cm，粘接烤瓷冠（GC Fuji 1; GC Europe NV, Leuven, Belgium）。

所有外科手术过程均由 1 位有经验的颌面外科医师完成，修复过程由 6 位有经验的修复医师完成。

结果指标

主要结果指标为种植体植入（T_{0m}）到种植体负重 1 年后即种植体植入后 16 个月（T_{16m}）标准 X 线片上平均邻面骨水平变化测量值（近远中）。次要结果指标为种植体存活率、种植体及邻牙边缘软组织水平变化和患者满意度。所有测量均由同一位检查员完成。为了评估 X 线片检查的可靠性，此检查员由另一名检查员辅助。指标的实施如下。

X 线片评估

采用平行投照技术拍摄以下节点数字根尖片（Planmeca Intra X-ray unit; Planmeca, Helsiniki, Finland）：种植术前（T_{pre}）、种植术后即刻（T_{0m}）、种植修复后 1 个月即种植术后 5 个月（T_{5m}）、种植修复后 1 年即种植术后 16 个月（T_{16m}）。为保证 X 线片标准化，每位患者均制作个性化 X 线片支架。 使用专门设计的计算机软件（Biomedical Engineering，UMCG, the Netherlands）通过已知几条线之间的距离（Sewerin，1990）在每张 X 线片的垂直平面上进行校准。为评估 X 线检查的可靠性，2 位检查员评估了 20 位患者（每组 10 人）的 30 张 X 线片。

临床评估

分别于种植术前（T_{pre}）、修复后 1 个月（T_{5m}）、修复后 1 年（T_{16m}）评估种植体及邻牙周围软组织水平，采用以下临床指标：

- 菌斑指数（Mombelli et al. 1987）。
- 龈沟出血指数（Mombelli et al. 1987）。
- 牙龈指数（Löe & Silness, 1963）。
- 牙石检出率。
- 使用人工牙周探针测量龈沟探诊深度（Williams Colour-Coded Probe; Hu-Friedy, Chicago, I1, USA）。

在切口之前，在种植体植入位点使用牙周探针穿透黏膜来测量黏膜厚度。

微生物学评估

为了分析龈下菌斑的组成，术前进行了厌氧菌培养。在每个区段最深的牙周袋内取样。取样前气枪轻轻吹干，将两个连续的无菌纸尖插入到袋底并停留 10 秒。4 个取样牙周袋内的纸尖均置于 2 mL 转运缓冲液（RTF）（Syed & Loesche, 1972）。评估分析伴放线聚集杆菌（Aa）、牙龈卟啉单胞菌（Pg）、中间普氏菌（Pi）、福赛拟杆菌（Bf）、微小消化链球菌（Pm）、聚核梭杆菌（Fn）和直肠弯曲菌（Cr）的检出和所占百分比。微生物学分析由口腔微生物学实验室（荷兰格罗宁根大学医学中心）完成，并在 Heydenrijk 等（2002）研究中描述。

患者满意度

在 T_{pre} 和 T_{5m} 用自填式问卷评估患者满意度。问卷由问题或者陈述组成，为 5 分的评分量表，从“非常不满意”和“不同意”（1 分）到“非常满意”和“同意”（5 分）。涉及的方面有美观、功能、治疗过程。另外，患者通过 0~10 分的量表被要求评估缺牙时以及植入种植体（T_{pre} 和 T_{5m}）后口内整体满意度，10 分最高。

统计学分析

用 G*power 3.1（Faul et al. 2009）计算样本量。既往无文献报道平台转移短种植体边缘骨吸收数据，因为从种植体植入到植入后 16 个月期间，最大边缘骨吸收量为种植体第一螺纹上 1.5 mm，故假定平均边缘骨吸收为（1.0 ± 0.5）mm。我们认为 X 线片上边缘骨吸收量 0.5 mm 为研究组之间的相关差异，预期标准差为 0.75 mm。单侧显著性水平为 5%，检验效能为 95%，若每位患者植入 1 颗种植体，则每组至少需要 36 位患者，两组共需要 72 位患者，为应对受试者退出试验，最终需要至少 80 位患者。

为了评估研究者间关于邻面骨水平变化连续变量的一致性（对根尖片评分），使用两种随机模型来计算组内相关系数。

为检验数据是否符合正态分布，绘制频率分布直方图。使用 Kolmogorov-Smirnov 和 Shapiro-Wilk 检验测试频率分析的结果是否与正态分布有显著不同，使用 t 检验比较正态分布变量的组间差值，使用 Mann-Whitney 检验对统计学上未正态分布的变量进行统计学分析。

使用 Pearson 相关系数来评估观察到的邻面骨水平变化是否依赖于可能的混杂因子，如种植位置、种植体直径、微生物培养结果、种植术前黏膜厚度和骨类型（Lekholm & Zarb 1985）。使用 Wilcoxon 检验来评估患者在种植治疗前后的满意度变化。

除了患者满意度，所有分析中，统计单位是每颗种植体，所有分析选择显著性水平 $P < 0.05$。使用社会科学统计软件包（美国 SPSS 16.0）分析数据。

结果

患者

本试验纳入 2005 年 11 月至 2009 年 12 月就诊的共 80 位（对照组 39 位，试验组 41 位）患者。表 1 为患者及治疗基线情况，对照组有 1 颗种植体发生骨开裂，试验组有 1 颗种植体有骨开窗。因为这两种骨缺损可能影响邻面骨水平变化，统计学分析时排除这 2 位患者（2 颗种植体）。试验过程中无患者退出，所有患者均进

表 1 患者基线特征

变量	平台匹配种植体 – 基台连接（对照组，$N=39$）	平台转移种植体 – 基台连接（试验组，$N=41$）
平均年龄 ± 标准差和极差（年）	51.6 ± 10.60（27~67）	48.0 ± 13.8（18~70）
女 / 男	27/12	26/15
种植位置		
上颌（P1/P2/M1/M2）	29（3/12/13/1）	24（2/8/13/1）
下颌（P1/P2/M1/M2）	30（1/8/17/4）	30（1/11/17/1）
种植体直径		
4.1mm	35	40
5.0mm	24	16
每位患者种植体数目		
1 颗	21	27
≥ 2 颗	18	14
微生物学（种植体植入前）		
正常范围	16	17
Pg > 0	1	0
Pm > 3%	10	12
Fn > 3%	6	4
正常范围外细菌	4	5
无培养结果	2	3
失牙原因		
长期根尖周炎	13	17
牙周牙髓联合病变	1	0
牙周疾病	4	3
折断	8	7
龋	10	8
先天缺牙	2	3
未知	0	1
种植位点术前黏膜厚度（%）		
1mm	0	9.3
2mm	64.7	46.5
3mm	33.3	34.9
4mm	2	9.3
骨类型（Lekholm & Zarb, 1985）		
1	0	0
2	38.7	36.8
3	48.4	47.4
4	12.9	10.5
种植体骨开窗或骨开裂	1	1

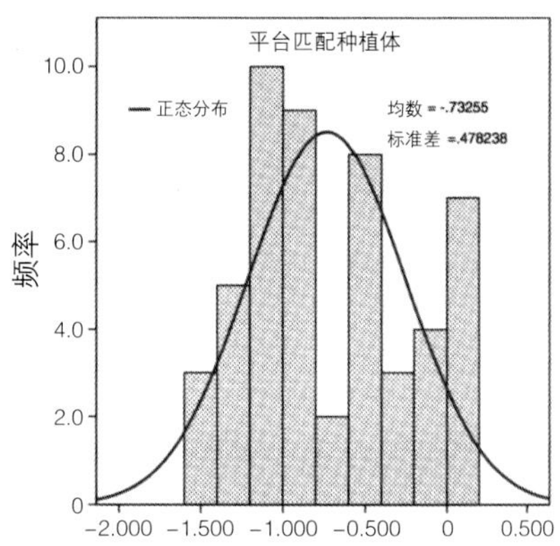

（a） 平台匹配种植体负重后 1 年平均种植体周骨吸收

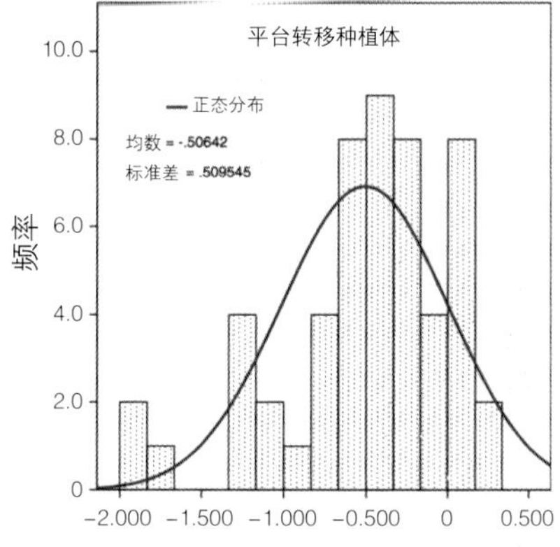

（b） 平台转移种植体负重后 1 年平均种植体周骨吸收

图 2 （a）平台匹配种植体 – 基台连接种植体平均邻面骨吸收频率分布图。此分布与正态分布差异显著，峰度为负。[D（54）=0.113，P=0.113；W（54）=0.941，P=0.113]。（b）平台转移种植体 – 基台连接种植体平均邻面骨丧失频率分布图。此分布与正态分布差异显著，峰度为负。[D（52）=0.129，P=0.028；W（52）=0.909，P=0.001]

行随访，因此有 78 位患者的数据纳入统计学分析。对照组有 38 位患者，植入 58 颗种植体；试验组有 40 位患者，植入 55 颗种植体。

邻面骨水平变化

平均测量值的组间相关系数为 0.867，X 线片观察者间一致性非常好（内部一致性系数为 0.867）（Viera & Garrett，2005）。

图 2a 和图 2b 展示了平台匹配和平台转移种植体平均邻面骨吸收的频率分布图。种植体负重后 1 个月和 1 年，平台转移种植体骨吸收均明显少于平台匹配种植体（表 2），此趋势在 1 颗或多颗种植体邻面骨吸收比较时均可观察到（表 2）。

临床结果

对照组 58 颗种植体有 4 颗失败（存活率 93.1%），3 颗在负重前失败，1 颗在负重后 11 个月失败。试验组 55 颗种植体有 3 颗在负重前失败（存活率 94.5%）。T_{5m} 和 T_{16m} 之间种植体周平均探诊深度没有显著增加（表 2）。另外两组之间菌斑聚集、出血倾向及牙龈指数没有明显差异（表 3）。平台转移种植体的邻牙在种植体植入前、修复后 1 个月及 1 年均有更多牙石（表 3）。

混杂因素

与单颗种植体相比，植入 2 颗

表 2 基线到 16 个月种植体及邻牙邻面骨水平变化和探诊深度变化。种植体邻面骨水平变化负值表示邻面骨吸收；探诊深度变化正值表示种植体周探诊深度增加

	T_{0m}—T_{5m}		T_{5m}—T_{16m}		T_{0m}—T_{16m}	
所有种植体	平台匹配（N = 55）	平台转移（N = 52）	平台匹配（N = 54）	平台转移（N = 52）	平台匹配（N = 54）	平台转移（N = 52）
邻面骨水平变化（mm）	−0.7（±0.48）*	−0.48（±0.46）*	−0.03（±0.30）	−0.03（±0.25）	−0.73（±0.48）§	−0.51（±0.51）§
1 颗种植体	平台匹配（N = 19）	平台转移（N = 25）	平台匹配（N = 18）	平台转移（N = 25）	平台匹配（N = 18）	平台转移（N = 25）
邻面骨水平变化（mm）	−0.38（±0.45）	−0.27（±0.32）	−0.06（±0.29）	−0.02（±0.25）	−0.46（±0.42）†	−0.29（±0.36）†
探诊深度变化（mm）						
种植体	—	—	−0.22（±1.09）	−0.02（±0.57）	−0.22（±1.09）	−0.02（±0.57）
种植体近中天然牙	−0.10（±0.51）	−0.02（±0.46）	0.06（±0.50）	−0.03（±0.54）	−0.04（±0.44）	−0.08（±0.54）
种植体远中天然牙	0.04（±0.49）	0.08（±0.84）	0.06（±0.60）	0.03（±0.53）	0.10（±0.67）	0.13（±0.84）
2 颗或更多种植体	平台匹配（N = 36）	平台转移（N = 27）	平台匹配（N = 36）	平台转移（N = 27）	平台匹配（N = 36）	平台转移（N = 27）
邻面骨水平变化（mm）	−0.89（±0.39）	−0.67（±0.48）	−0.01（±0.30）	0.04（±0.25）	−0.88（±0.45）#	−0.71（±0.55）#
探诊深度变化（mm）						
种植体	—	—	0.18（±0.50）	0（±0.73）	0.18（±0.50）	0（±0.73）
种植体近中天然牙	−0.03（±0.43）	0.10（±0.45）	0（±0.43）	0（±0.60）	−0.03（±0.39）	0.10（±0.63）
种植体远中天然牙	0.38（±0.18）	0.20（±0.60）	0.44（±0.66）	−0.01（±0.52）	0.63（±0.48）	0.10（±0.40）

组间比较：
*P = 0.011
§P = 0.010
†P = 0.119
#P = 0.075

或更多种植体嵴顶骨吸收明显增多（P = 0.001）。所以种植体植入数量是嵴顶骨吸收的重要混杂因素。之前设想的混杂因素如种植位点、种植体直径、微生物水平、黏膜厚度和骨类型均无重要作用。

患者满意度

随着患者自信心的增加，因为牙列缺损带来的羞愧感随之明显减少（表 4）。患者对随之增加的咀嚼能力以及牙冠外形和颜色尤其满意。大部分患者对黏膜颜色和外形感到满意，其他人对这项没有感觉。两组间无明显差异。

讨论

本试验表明，种植体植入 16 个月后，平台转移短种植体嵴顶骨吸收显著少于平台匹配短种植体，关于种植体存活率、临床指标和患者满意度均显示相似的有利结果。两组之间 X 线片上骨保存差别为 0.22 mm，这一结果可能无临床相关性，但骨吸收减少 30%（单颗种植体 37%，2 颗相邻种植体 19%）值得关注，尤其单颗种植体表现最好。平台转移种植体周嵴顶骨吸收情况与 Atieh 等（2010）针对长种植体的系统性综述和 Meta 分析相类似。Atieh 等（2010）同样没有检测到两种平台设计之间种植体存活率的差异。此外，本研究种植体存活率比 Telleman 等（2011a）的系统性综述里报道的 8.5 mm 种植体存活率（98.8%；95% 置信区间：98.2%~99.6%）低。本研究种植体存活率较低的原因可能在于上颌种植体的数量，因为在这篇系统性综述中结论之一是上颌短种植体的失败率是 0.010 颗 / 年、下颌是 0.003 颗 / 年。另一个原因可能是在这篇系统性综述纳入的研究中，有些短种植体与长种植体行联冠修复，所使用的种植体通常有扩展的基台，为了种植体的植入使用颈部成形钻是必需的，这可能导致了种植体初期稳定性

表 3　种植体和邻牙临床指标

临床指标	T_{pre}（%）		T_{5m}（%）		T_{16m}（%）	
	平台匹配（$N=58$）	平台转移（$N=55$）	平台匹配（$N=55$）	平台转移（$N=52$）	平台匹配（$N=54$）	平台转移（$N=52$）
种植体菌斑指数[1]						
0 – 无菌斑	—	—	90.7	81.5	81.5	69.8
1 – 探及菌斑	—	—	9.3	18.5	16.7	26.4
2 – 肉眼可见菌斑	—	—	0	0	1.9	3.8
3 – 大量软垢	—	—	0	0	0	0
种植体出血指数[1]						
0 – 无出血	—	—	55.6	51.9	63.0	49.1
1 – 孤立出血点	—	—	42.6	46.3	35.2	45.3
2 – 线状出血	—	—	1.9	1.9	1.9	5.7
3 – 大量出血	—	—	0	0	0	0
种植体牙龈指数[2]						
0 – 正常黏膜	—	—	96.2	88.9	96.3	90.6
1 – 轻度炎症	—	—	3.8	11.1	3.7	9.4
2 – 中度炎症	—	—	0	0	0	0
3 – 重度炎症	—	—	0	0	0	0
种植体牙石						
0 – 无牙石	—	—	100	100	100	98.1
1 – 牙石可见	—	—	0	0	0	1.9
邻牙菌斑指数[1]						
0 – 无菌斑	58.6	52.3	76.8	66.2	79.6	69.8
1 – 探及菌斑	36.2	36.9	23.2	30.8	20.4	27.0
2 – 肉眼可及菌斑	5.2	10.8	0	3.1	0	3.2
3 – 大量软垢	0	0	0	0	0	0
邻牙出血指数[1]						
0 – 无出血	82.8	71.2	83.6	78.5	90.6	84.1
1 – 孤立出血点	17.2	25.8	16.4	20	9.3	15.9
2 – 线状出血	0	3	0	1.5	0	0
3 – 大量出血	0	0	0	0	0	0
邻牙牙龈指数[2]						
0 – 正常黏膜	96.6	87.7	98.2	89.2	98.1	96.8
1 – 轻度炎症	3.4	12.3	1.8	10.8	1.9	3.2
2 – 中度炎症	0	0	0	0	0	0
3 – 重度炎症	0	0	0	0	0	0
邻牙牙石						
0 – 无牙石	91.4[*]	75.4[*]	94.6[§]	80.3[§]	89.1[#]	71.9[#]
1 – 牙石可见	8.6[*]	24.6[*]	5.4[§]	19.7[§]	10.9[#]	28.1[#]

1（Mombelli et al. 1987）

2（Löe & Silness, 1963）

对照组和试验组间差异显著

*$P=0.019$

§$P=0.020$

#$P=0.023$

表 4 患者满意度

	$T_{pre\%}$ 认同度		$T_{5m\%}$ 认同度	
	平台匹配（$N=38$）	平台转移（$N=40$）	平台匹配（$N=38$）	平台转移（$N=40$）
感觉				
羞愧感	21.6	23.1	2.7*	0*
自信心减低	18.9	7.7	0*	0*
自信心增强	5.4	5.1	43.2*	30.7*
他人可见牙列缺损	43.2	41.1	0*	0*
功能				
逃避使用缺牙区 / 种植牙进食	56.7	53.8	0*	0*
咀嚼能力减低	64.8	53.8	2.7*	0*
咀嚼能力增加	5.4	2.6	94.6*	92.3*
种植牙影响讲话	—	—	2.7	2.6
种植牙影响味觉	—	—	5.4	7.7
美观				
对冠颜色满意	—	—	82.7	94.2
对冠形状满意	—	—	86.5	92.3
对冠周黏膜颜色满意	—	—	75.8	70.6
对冠周黏膜形状满意	—	—	79.3	73.6
整体满意度（0~10）	5.3 ± 2.1	5.6 ± 1.4	9.3 ± 0.9*	9.1 ± 0.9*

* 与治疗前相比显著提高（$P=0\sim0.001$）

较差（Renouard & Nisand，2006）。

在对照组和试验组，2 颗或更多颗相邻种植体周嵴顶骨吸收较单颗种植体显著增加。关于单颗或多颗相邻平台转移种植体周围骨吸收差异的文章不多。Atieh 等（2010）指出，这些种植体可能会保留种植体间骨高度，但他们无法证实该概念的有效性。我们的研究结果表明，有一种强烈的趋势，相邻的 2 颗或更多颗相邻的平台转移种植体周围比传统的种植体 – 基台连接种植体周围能更好地保留骨量，当然，邻近种植体为天然牙时骨吸收更少。我们的研究没有增加亚组分析的效能，因此不能得出结论性的观点。

如我们的研究中所观察到的，骨吸收有显著差异，可能预期临床指标的差异。但是，我们没有检测到临床指标的差别。这个结果与 Canullo 等（2011a）的组织学研究结果一致。Canullo 等得出结论：尽管平台转移种植体和传统种植体骨水平变化不同，它们有相似的组织学和软组织特征。另外，Dellavia 等（2011）得出结论，平台转移显然不会影响种植体 – 基台连接周围的炎症细胞和分子模式，该连接与此区域骨吸收有关。

我们在试验中使用的种植体与基台的水平直径差值为 0.35 mm 或 0.40mm。Atieh 等（2010）报道亚组分析表明，种植体 – 基台差值≥ 0.4 mm 更容易获得有利的结果。在目前的研究中，通常使用更大的直径造成更大的不匹配。据推测，伴随着较大的种植体 – 基台差异而减少的骨吸收可能是由于种植体直径增加而非基台（Enkling et al. 2011）。但是 Canullo 等（2011b）关于平台转移种植体直径影响的研究表明其与骨吸收无关。我们比较单颗直径 4mm 种植体和直径 5mm 种植体，确实有更多的骨吸收趋势，但是差异没有统计学意义。Atieh 等（2010）没有考虑平台转移的垂直尺度。我们所使用的种植体 – 基台连接在种植体颈圈最外边缘上方为 0.09mm 和 0.11mm（以直径区分），所以如在当前研究中一样，种植体植入到骨水平时种植体 – 基台连接略高。从 Cochran 等（2009）的研究中，我们知道平台转移位于牙槽嵴顶 1mm 处时，骨吸收最少。因此，我们的平台转移种植体在垂直方向上的设计可能有助于取得有利的结果。相反，Veis 等（2010）报道了当种植体位于嵴顶下时有最少的骨吸收。显然，从这些对比的结果来看，需要针对不同设计（水平和垂直维度）和平台转移种植体的放置水平进行更多比较研究。

本研究中邻面骨水平的变化仅在垂直方向上测量，虽然水平方向上骨吸收也可能发生。X 线片的分析与文献报道的大多数研究一致，因为水平方向骨吸收很难测量。到目前为止，只有 1 项关于平台转移的研究通过数字曲面断层片测量了垂直和水平方向上的边缘骨高度变化（Enkling et al. 2011）。

我们本希望会发现黏膜厚度是种植体周嵴顶骨吸收的预测指标，因为薄龈生物型已被证实更容易受到边缘组织退缩和牙槽骨吸收的影响（Müller et al. 2000; Linkevicius et al. 2010; Lee et al. 2011）。这可能是因为在这项研究中种植体太少，无法评估黏膜厚度作为可能的混杂因素的作用。

总之，平台转移的短种植体在负重1年后邻面骨水平有更好的维持。这项研究表明，平台转移可能会减少嵴顶骨吸收。然而，为了找到完美的平台转移设计，需要更多的对比性研究来比较不同的设计和植入水平。

参考文献

[1] Altman, D. G. (1991) Practical Statistics for Medical Research. London: Chapmann & Hall.

[2] Atieh, M. A., Ibrahim, H. M. & Atieh, A. H. (2010) Platform switching for marginal bone preservation around dental implants: a systematic review and meta-analysis. Journal of Periodontology 81, 1350–1366.

[3] Becker, J., Ferrari, D., Herten, M., Kirsch, A., Schaer, A. & Schwarz, F. (2007) Influence of platform switching on crestal bone changes at non-submerged titanium implants: a histomorphometrical study in dogs. Journal of Clinical Periodontology 34, 1089–1096.

[4] Becker, J., Ferrari, D., Mihatovic, I., Sahm, N., Schaer, A. & Schwarz, F. (2009) Stability of crestal bone level at platform-switched non-submerged titanium implants: a histomorphometrical study in dogs. Journal of Clinical Periodontology 36, 532–539.

[5] Berglundh, T. & Lindhe, J. (1996) Dimension of the periimplant mucosa. Biological width revisited. Journal of Clinical Periodontology 23, 971–973.

[6] Broggini, N., McManus, L. M., Hermann, J. S., Medina, R., Schenk, R. K., Buser, D. & Cochran, D. L. (2006) Peri-implant inflammation defined by the implant-abutment interface. Journal of Dental Research 85, 473–478.

[7] Canullo, L., Quaranta, A. & Teles, R. P. (2010a) The microbiota associated with implants restored with platform switching: a preliminary report. Journal of Periodontology 81, 403–411.

[8] Canullo, L., Fedele, G. R., Ianello, G. & Jepsen, S. (2010b) Platform switching and marginal bone-level alterations: the results of a randomized-controlled trial. Clinical Oral Implants Research 21, 115–121.

[9] Canullo, L., Goglia, G., Iurlare, G. & Ianello, G. (2009) Short-term bone level observations associated with platform switching in immediately placed and restored single maxillary implants: a preliminary report. The International Journal of Prosthodontics 22, 277–282.

[10] Canullo, L., Pellegrini, G., Allievi, C., Trombelli, L, Annibali, S. & Dellavia, C. (2011a) Soft tissues around long-term platform switching implant restorations: a histological human evaluation. Preliminary results. Journal of Clinical Periodontology 38, 86–94.

[11] Canullo, L., Iannello, G., Penarocha, M. & Garcia, B. (2011b) Impact of implant diameter on bone level changes around platform switched implants: preliminary results of 18 months follow-up a prospective randomized match-paired controlled trial. Clinical Oral Implant Research doi: 10.1111/j.1600-0501.2011.02297.x.

[12] Cappiello, M., Luongo, R., Di Iorio, D., Bugea, C., Cocchetto, R. & Celletti, R. (2008) Evaluation of peri-implant bone loss around platform-switched implants. The International Journal of Periodontics & Restorative Dentistry 28, 347–355.

[13] Cochran, D. L., Bosshardt, D. D., Grize, L., Higginbottom, F. L., Jones, A. A., Jung, R. E., Wieland, M. & Dard, M. (2009) Bone response to loaded implants with non-matching implantabutment diameters in the canine mandible. Journal of Periodontology 80, 609–617.

[14] Crespi, R., Capparè, P. & Gherlone, E. (2009) Radiographic evaluation of marginal bone level around platform-switched and non-platformswitched implants used in an immediate loading protocol. The International Journal of Oral & Maxillofacial Implants 24, 920–926.

[15] Dellavia, C., Canullo, L., Allievi, C., Lang, N. P. & Pellegrini, G. (2011) Soft tissue surrounding switched platform implants: an immunohistochemical evaluation. Clinical Oral Implant Research doi: 10.1111/j.1600-0501.2011.02301.x.

[16] Enkling, N., Jöhren, P., Klimberg, V., Bayer, S., Mericske-Stern, R. & Jepsen, S. (2011) Effect of platform switching on peri-implant levels: a randomized clinical trial. Clinical Oral Implant Research 22, 1185–1192.

[17] Ericsson, I., Nilner, K., Klinge, B. & Glantz, P. O. (1996) Radiographical and histological characteristics of submerged and non-submerged titanium implants. An experimental study in the Labrador dog. Clinical Oral Implants Research 7, 20–26.

[18] Ericsson, I., Persson, L. G., Berglundh, T., Marinello, C. P., Lindhe, J. & Klinge, B. (1995) Different types of inflammatory reactions in peri-implant soft tissues. Journal of Clinical Periodontology 22, 255–261.

种植体周探诊出血相关因素的回顾性研究

Bleeding on probing around dental implants: a retrospective study of associated factors

Farina R, Filippi M, Brazzioli J, Tomasi C, Trombelli L　　王勤涛 审　王穆洋 译

目的：（1）明确种植体周位点探诊出血阳性的可能相关因素；（2）比较种植体周和对照侧天然牙牙周的探诊出血概率。

方法：对 112 位患者数据进行回顾，共获得 1725 个种植体周位点和 1020 个对照侧天然牙牙周位点的数据。为分析患者、种植体、位点相关因素和探诊出血概率之间的关系，以探诊出血（+/–）二元变量为依据建立三级回归模型。

结果：探诊深度为 4 mm 的种植体周探诊出血概率为 27%，探诊深度每增加 1 mm，比值比增加 1.6（$P < 0.001$）。此外，探诊出血概率在女性中比男性高（OR = 1.61, $P = 0.048$），后牙低于前牙种植体周（OR = 0.55, $P < 0.01$）。当控制探诊深度的差异后，种植体周和对照侧天然牙牙周的探诊出血概率没有显著差异。

结论：种植体周位点探诊出血的概率：（1）与探诊深度、植入位置和性别相关；（2）控制探诊深度的影响后，与对照侧天然牙的观察结果相似。

后牙区短种植体（ < 10 mm ）支持的单冠修复 Meta 分析

Meta-analysis of single crowns supported by short (<10 mm) implants in the posterior region

Mezzomo LA, Miller R, Triches D, Alonso F, Shinkai RSA　　王勤涛 审　王穆洋 译

目的：评估后牙区短种植体（ < 10mm ）单冠修复失败及并发症，分析其潜在危险因素（RkF）。

材料与方法：根据资格标准筛选前瞻性研究后，与学者沟通，按标准化程序进行质量评估。对平均种植体失败比例（FP）、生物学和修复体失败比例（BFP/PFP）、边缘骨吸收（MBL），进行包括 95% 可信区间的随机效应模型 Meta 分析。

结果：收集了 16 项具有中等方法学质量（平均分：8 ± 3；2~14）的研究。概括之，在 120 个月的时间内，共随访了 360 位患者、762 颗短种植体 [平均随访（44 ± 33.72）个月，平均脱落率 5.1%]。平均 FP、BFP、PFP、MBL 分别为 5.9%（95%CI：3.7%~9.2%）、3.8%（95%CI：1.9%~7.4%）、2.8%（95%CI：1.4%~5.7%）、0.83 mm（95%CI：0.54~1.12 mm）。定量分析显示，置于下颌骨（$P = 0.0002$）和长度≤ 8mm（$P = 0.01$）的种植体增加了 FP、BFP 和 MBL，而质量评估显示牙冠与种植体间的比例并不影响 MBL。

结论：后牙区短种植体单冠修复是一种可预见的治疗选择，可以降低失败率、生物学和修复体并发症及减少骨吸收。

两种不同植入系统在 13 年间种植体周围炎的发生率

The incidence of peri-implantitis for two different implant systems over a period of thirteen years

Renvert S, Lindahl C, Rutger Persson G

李成章 审 徐名媛 译

目的：研究两种种植体在 13 年间种植体周围炎的发生率。

材料与方法：种植体周围炎的发病定义为 1 年后骨吸收 1 mm，并伴有探诊出血或溢脓。

结果：19 位受试者植入 TioBlast AstraTech™（AT）和 22 位受试者植入 machine–etched Brånemark Nobel biocares®（NB）种植体。植入后 1~7 年和 7~13 年种植体周围炎的发生率在 AT 和 NB 分别为 26.2%、7.1% 和 30.4%、11.5%。牙周炎的患病史是未来种植体周围炎发生的风险因素（似然比：4.1; 95% CI：2.0, 8.4; $P < 0.001$）。有全身疾病史的患者，种植体周围炎的发生率较高（$P < 0.05$）。

结论：13 年间未见种植体表面和设计效果对种植体周围炎的发生率有影响。植入后 7 年内骨吸收大于其后。7 年的微生物信息不能预测 13 年内种植体周围炎的发生率。既往有牙周炎史和全身疾病史者未来发生种植体周围炎的风险较高。

种植体周围炎骨再生术后长期稳定性的 3 年前瞻性病例对照研究

Long-term stability of surgical bone regenerative procedures of peri-implantitis lesions in a prospective case-control study over 3 years

Roos-Jansåker A-M, Lindahl C, Persson GR, Renvert S

李成章 审 徐名媛 译

目的：评估种植体周围植骨术（放膜或不放膜）3 年后骨的水平。

材料与方法：在非埋入伤口愈合模式下，15 位受试者 27 颗种植体行单独植骨（Algipore®）治疗，17 位受试者 29 颗种植体行植骨与可吸收膜（Osseoquest®）联合治疗。种植术 1 年后 X 线片显示骨丢失 1.8 mm，伴有探诊出血和 / 或溢脓者被纳入。术后，受试者给予全身抗生素（10 天）并氯已定含漱。愈合后，受试者进入严格的维护阶段。

结果：统计学分析两组术后在 1~3 年间的骨填充在组内和组间均未显示出差异。3 年的平均骨增量标准差在植骨组为（1.3 ± 1.3）mm，在植骨与可吸收膜组为（1.6 ± 1.2）mm（$P = 0.40$）。菌斑指数从 40% 大约下降到 10%，在随后的 2 年中保持稳定。

结论：不论是否使用置膜技术，种植体周围炎的植骨都可使骨缺损的充填维持 3 年以上。

运用纳米羟基磷灰石晶体或天然骨矿物质联合胶原膜治疗种植体周围炎病损的 2 年临床结果

Two-year clinical results following treatment of peri-implantitis lesions using a nanocrystalline hydroxyapatite or a natural bone mineral in combination with a collagen membrane

Schwarz F, Sculean A, Bieling K, Ferrari D, Rothamel D, Becker J 栾庆先 审 王延峰 译

目的：此病例分析的目的是评估使用纳米羟基磷灰石（NHA）或天然骨矿物质联合胶原膜（NBM+CM）治疗种植体周围炎病损的 2 年临床结果。

材料与方法：22 位罹患中度种植体周围炎（22 个骨内缺损）的患者被随机分为两组：翻瓣手术（AFS）下运用 NHA 和翻瓣手术下运用 NBM+CM。在基线及非埋入式愈合之后的 12 个月、18 个月和 24 个月时记录临床指标。

结果：NHA 组的两位患者因为在 12 个月时形成了严重的脓肿从试验中排除。24 个月时，两组都表现出临床指标的明显改善，包括探诊深度的减小 [NHA:（1.5 ± 0.6）mm；NBM+CM:（2.4 ± 0.8）mm] 和附着获得 [NHA:（1.0 ± 0.4）mm; NBM+CM:（2.0 ± 0.8）mm]。但是，这些临床指标的改善在 NBM+CM 组更加明显 [组间差异，PD 减少:（0.9 ± 0.2）mm；附着获得:（1.0 ± 0.3）mm]。

结论：在 24 个月的时间中，两种治疗方法都显示出有效性，但是 NBM+CM 的应用可能愈合效果更好。